桂派名老中医·学术卷

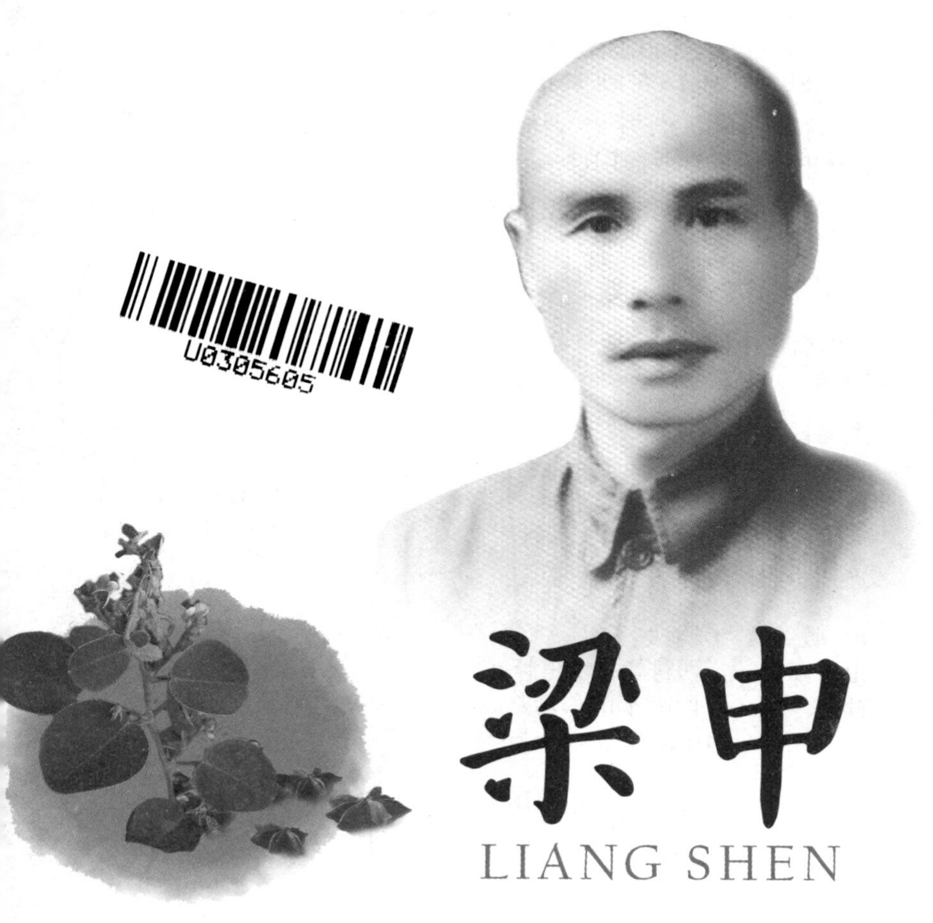

梁申

LIANG SHEN

秦华珍◎主编

广西科学技术出版社

图书在版编目（CIP）数据

桂派名老中医. 学术卷. 梁申 / 秦华珍主编. —南宁：广西科学技术出版社，2015.10（2024.4 重印）
ISBN 978-7-5551-0464-3

Ⅰ. ①桂… Ⅱ. ①秦… Ⅲ. ①中医学—临床医学—经验—中国—现代 Ⅳ. ①R2

中国版本图书馆CIP数据核字（2015）第 228811 号

桂派名老中医·学术卷
梁申

主编：秦华珍

策　　划：池庆松　　责任编辑：邓　霞
装帧设计：苏　畅　　责任校对：张　颖
责任印制：韦文印

出 版 人：韦鸿学
出版发行：广西科学技术出版社
社　　址：广西南宁市东葛路 66 号　　邮政编码：530023
网　　址：http://www.gxkjs.com

经　　销：全国各地新华书店
印　　刷：北京兰星球彩色印刷有限公司
开　　本：889 mm×1240 mm　1/32
字　　数：118 千字　　印　　张：5
版　　次：2015 年 10 月第 1 版
印　　次：2024 年 4 月第 2 次印刷
书　　号：ISBN 978-7-5551-0464-3
定　　价：78.00 元

《桂派名老中医·学术卷》丛书编委会

“广西老中医药民族医药专家宣传工程”工作委员会

本书编委会

顾　问　邓家刚

主　编　秦华珍

副主编　周　蓓

编　委　（按姓氏笔画排列）

韦乃球　李　琦　吴燕春　周　蓓　柳俊辉

郝二伟　胡小勤　秦华珍　黄燕琼　覃文慧

覃骊兰　谢　滟

内容提要

本书介绍梁申教授的学术思想与临床经验。梁申（1907—1992年），广西玉林市兴业县石南镇人，为第一批全国老中医药专家学术经验继承工作指导老师，广西中医学院中药学教授，2012年被追授为“桂派中医大师”。本书由四章组成，第一章简要介绍梁申教授生平、学术思想。第二章从十四个方面介绍梁申教授的学术思想，其主要学术思想有：熟读经典，兼通百家；喜用“汗法”“泄法”，药到病除；辨证辨病结合，衷中参西；师古而不泥古，多有创新；主张“湿热论”，认为湿热为众病之长；勇于实践，内外妇儿，诸科精通；善治疑难杂症，不拘一格，屡起沉疴；谙熟本土药材，喜用广西主产中草药；博采众长，喜用民间土方土法；用药精良，少轻力专；随病证、依药性定剂量，独具匠心；强调药物调剂，注重饮食宜忌与调摄得当；自创药散，方便实用，疗效独特；慈心仁术，济世救人。第三章是验案选介，介绍梁申教授及其学术继承人所治愈的内外妇儿诸科疾病及某些奇难杂症。第四章介绍梁申教授常用的单方验方。

李　序

广西是我国中医人才辈出，中药资源丰富的省份之一。系统挖掘整理广西地区国家名老中医经验，是中医药薪火相传、创新发展的源泉，培养后继人才的重要途径，也是对中医药教育有广泛现实意义的一项重要工作。

《桂派名老中医·学术卷》是我区自新中国成立以来较为系统的一套汇集所有国家级名老中医学术经验的专辑。这些老一代中医工作者弘扬国医，自信自强，大医精诚，堪为榜样。这套系列丛书汇集了以“国医大师”班秀文为代表的一批医术精湛、德高望重的名医名家的学术思想与经验，从学术思想、临床经验、医德医风与治学等方面介绍了他们所取得的学术成就，从不同角度反映了他们成长的历程，展现了其对所擅长疾病的真知灼见与临证心得体会。精辟的见解，给人以启迪，足资效法，堪为轨范。本套丛书的出版，有助于激励中医药后继者深入研究和精通中医药学，有助于当代名中医的成长，有利于继承和发扬中医药的特色优势，弘扬广西地方名医学术思想，进一步提高广西中医药地位。我们应当继续深入做好对广西中医药、广西民族医药的发掘和整理提高工作，保存和发扬中医药特色和优势，推动传承与创新，弘扬中医药文化，加强中医药人才队伍的建设，加强中医药科学研究，加快名老中医的经验、学术、技能、文献等抢救工作的步伐，推进中医药理论和实践创新，为促进中医药、民族医药的发展做出新的更大的贡献。

广西壮族自治区人民政府副主席　李　康
2010 年 12 月

王 序

中医药是中华民族的瑰宝，在我国各族人民长期的生产生活实践和与疾病做斗争中逐步形成并不断丰富发展，为中华民族的繁衍昌盛做出了重要贡献。作为中国特色医药卫生体系的重要组成部分，至今仍在维护人民健康中发挥着独特作用。中医药天地一体、天人合一、天地人和、和而不同的思想基础，整体观、系统论、辨证论治的指导原则，以人为本、大医精诚的核心价值，不仅贯穿于中医药对生命、健康和疾病的认知理论和防病治病、养生康复的临床实践，而且深刻地体现了中华民族的认知方式、价值取向和审美情趣，具有超前性和先进性。随着健康观念变化和医学模式转变，中医药越来越显示出其宝贵价值、独特优势和旺盛的生命力。

广西地处岭南，中医药、民族医药资源丰富。历史上，无数医家博极医源，精勤不倦，为中医药和民族医药发展做出了积极贡献。广西广大中医药和民族医药工作者认真继承，加快创新，涌现出了一批治学严谨、医德高尚、医术精湛的全国名老中医。为了展示他们的风采，激励后学，广西卫生厅组织编写了《桂派名老中医》丛书，对“国医大师”班秀文等 28 位全国名老中医做了全面介绍。传记卷记录了名医的成长历程、诊疗实践和医德医风。学术卷展示了他们的学术思想和临证经验。这套丛书的出版，不仅有利于读者学习

“桂派名老中医”独到的医技医术和良好的医德医风，也将为促进广西中医药和民族医药的传承创新起到重要作用。

随着党和国家更加重视中医药，广大人民群众更加信赖中医药，国际社会更加关注中医药，中医药事业迎来了良好的发展战略机遇期。衷心希望广大中医药和民族医药工作者抓住机遇，以名老中医为榜样，坚持读经典，跟名师，多临床，有悟性，弘扬大医精诚的医德医风，不断成长进步，为我国中医药事业发展做出新的更大的贡献。

中华人民共和国卫生部副部长
国家中医药管理局局长 王国强

2011年1月

2013年4月起，作序者任国家卫生和计划生育委员会党组成员、副主任，国家中医药管理局局长、党组书记。

前　言

中医药（民族医药）是我国各族人民在几千年生产生活实践和与疾病做斗争中逐步形成并不断丰富发展的医学科学，为中华民族的繁衍昌盛做出了重要贡献，对世界文明的进步产生了积极影响。新中国成立特别是改革开放以来，党中央、国务院高度重视中医药工作，中医药事业取得了显著成就。

广西地处祖国南疆，是全国唯一同时沿海、沿边、沿江的省区，是西南地区最便捷的出海大通道。广西中草药资源丰富，中草药品种居全国第二位。广西是壮、汉、瑶、苗、侗、仫佬、毛南、回、京、彝、水、仡佬等 12 个民族的世居地，其中壮族是我国人口最多的少数民族。在壮汉等各民族文化的滋养下，广西独特的区位优势和丰富的药材资源，孕育了“桂派中医”这一独特的中医流派，在全国中医行业独树一帜，在东南亚地区也具有广泛影响。

近年来，在中共广西壮族自治区委员会、广西壮族自治区人民政府的正确领导下，广西中医药、广西民族医药事业蓬勃发展，百家争鸣，百花齐放，名医辈出，涌现出了以“国医大师”班秀文为代表的一大批“桂派中医”名家，他们数十年如一日地奋斗在临床、科研、教学一线，以高尚的医德、精湛的医术赢得了广大人民群众的赞誉。“桂派名老中医”是“桂派中医”的代表人物，在长期的医疗实践中，他们逐渐摸索总结出具有广西特色的一整套方法和经验，为广西中医药民族医药发展做出了独特的贡献。

为弘扬“桂派名老中医”全心全意为人民群众服务的奉献精神，大力营造名医辈出的良好氛围，调动广大中医药民族医药工作者的积极性，在广西壮族自治区人民政府和国家中医药管理局的大力支持下，广西实施了“国医大师”班秀文等老中医药民族医药专家宣传工程，《桂派名老中医》丛书就是该工程的成果之一。丛书分为学术卷和传记卷。学术卷在发掘、整理“桂派名老中医”学术思想和临床经验的基础上，筛选出第一批名老专家，将他们数十年的临床体会和经典医案进行系统梳理提炼，旨在全面总结他们的医学成就，为繁荣中医药学术，促进中医药事业发展做出贡献；传记卷由专业作家撰写，主要记录“桂派名老中医”的人生经历和成才轨迹，弘扬他们大医精诚的精神，希望能借此探索中医名家的成长成才规律，为在新形势下构建中医药人才的培养体系提供借鉴。

由于时间紧迫，书中错漏在所难免，恳请读者批评指正。

广西壮族自治区卫生厅

广西壮族自治区中医药管理局

2010 年 12 月

编写说明

2010年，广西壮族自治区中医药管理局决定启动广西国医大师等老中医药民族医药专家宣传工程，策划出版“广西名医宣传工程系列图书”，本书就是国医大师等老中医药民族医药专家宣传工程系列图书的组成部分。

梁申（1907—1992年），广西玉林市兴业县石南镇人，生前为第一批全国老中医药专家学术经验继承工作指导老师，广西中医学院中药学教授，2012年2月被广西壮族自治区卫生厅、广西壮族自治区人力资源和社会保障厅追授为“桂派中医大师”。本书由四章组成：第一章简要介绍梁申教授生平、学术思想；第二章是学术思想介绍，从十四个方面详细阐述梁申教授的学术思想；第三章是临床经验介绍，通过介绍梁申教授及其学术继承人卢恩培副教授所治愈的内外妇儿诸科疾病及某些奇难杂症验案，呈现梁申教授的临床经验；第四章介绍梁申教授常用的单方验方。最后是编写本书时所参考的文献。

由于梁申教授已仙逝多年，其家人与亲属的联系方式不能得知；其唯一的学术继承人卢恩培副教授也于2004年不幸辞世，生前留下的梁申教授的资料很少，因此给本书的编写带来较大的困难。本书的形成，主要根据我们所能找到和查到的为数不多的文字资料，以及召开座谈会、采访梁申教授生前的领导、同事、患者等所获得的资料。因事过多年，了解梁申教授的人已经为数不多，有些记忆也变得模糊，所以能收集到的资料非常有限。虽然全书篇幅较短，内容不能尽如人意，但毕竟是一部全面总结和介绍梁申教授学术思想与临床经验的专著，敝帚自珍，堪称难得。

本书的编写，得到了广西壮族自治区卫生厅、广西壮族自治区中医药管理局、广西中医药大学分管此项工作的校领导、药学院领导及学校档案室、宣传部、科技处的大力支持，得到了谢崇源、禤瑞生、黄佳民、钟玉球、冼寒梅、陆秀娥、林才志、刘小江等老师及卢恩培副教授家人的大力支持，在此，谨致以诚挚的谢忱。由于编者水平有限，本书一定还存在许多不足之处，恳请广大读者不吝指正。

编　者

2012 年 12 月

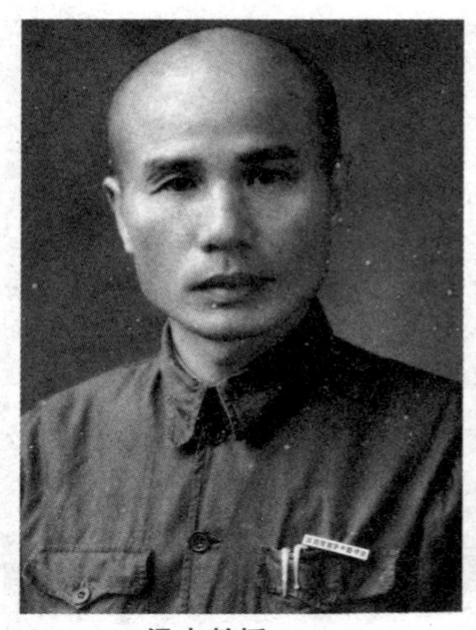

梁申教授

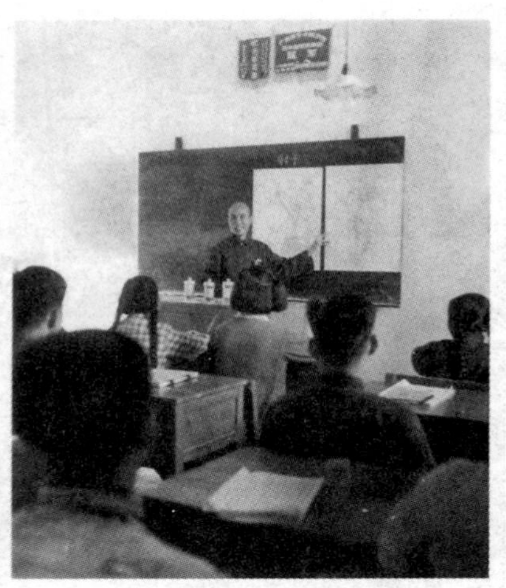

梁申教授为学生上课

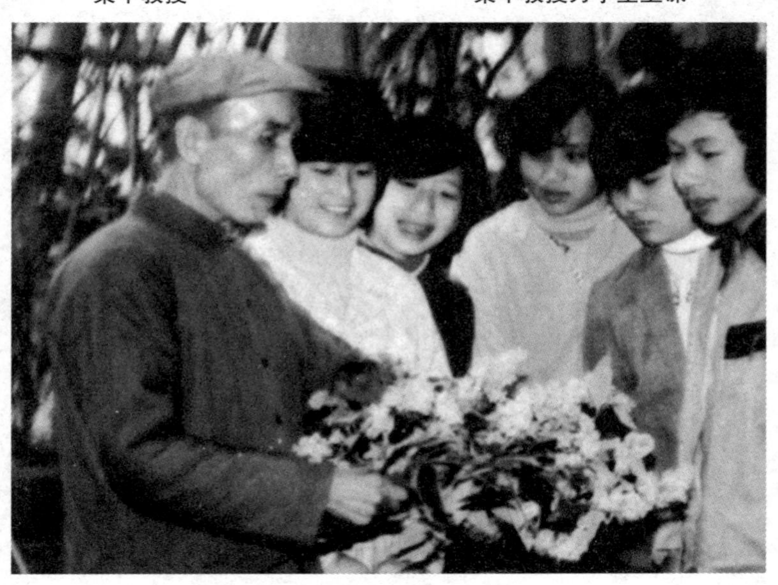

梁申教授指导学生辨认中药

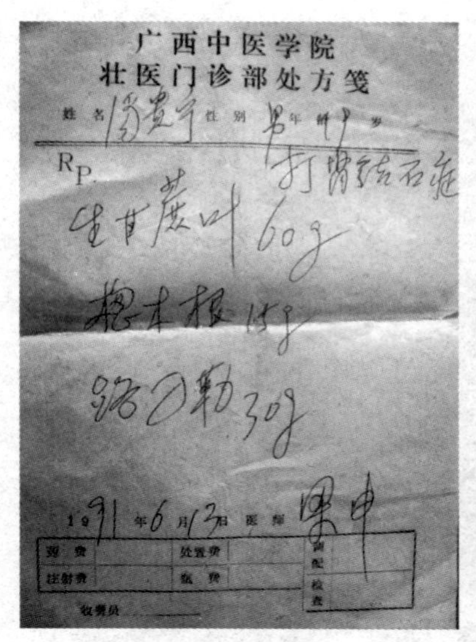

梁申教授开的处方

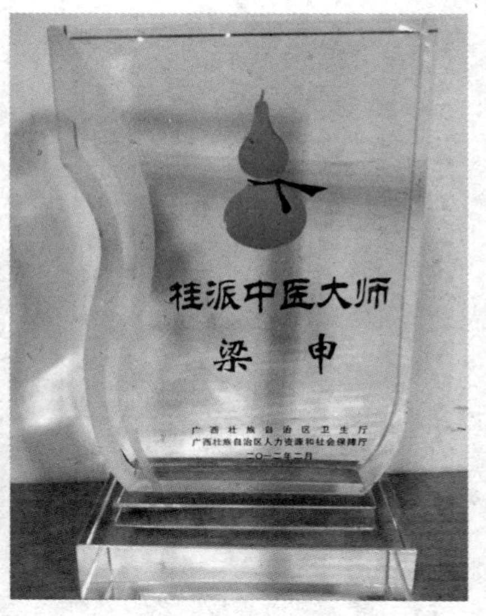

“桂派中医大师”奖杯

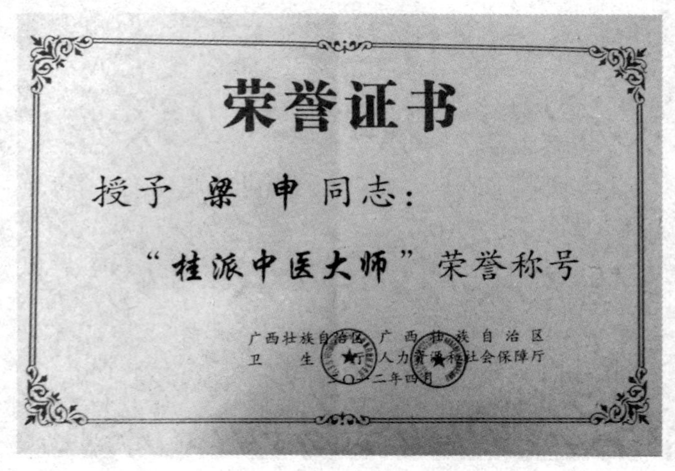

“桂派中医大师”荣誉证书

目　录

第一章 总 论

一、生平事略

梁申（1907—1992 年），1907 年 11 月出生于广西玉林县石南镇（现玉林市兴业县石南镇），广西中医学院（2012 年更名为广西中医药大学）教授，全国名老中医，首批全国老中医药专家学术经验继承工作指导老师，桂派中医大师，广西著名草药大王。

梁申教授自幼天资聪颖，16 岁开始随当地的名老中医学习医药，在此期间，他认真研读各家名著，特别是对《黄帝内经》《伤寒论》等经典著作的学习尤为精专，对本草学深爱有加。为了在学术上精益求精，他不急于开诊行医，而是遍访良师，寻求深造之门。1933 年 9 月，他考入广西玉林石南公立医学研究社。在指导老师的悉心指导下，他由约而博，由博返约，打下了深厚的中医药理论基础，并进一步掌握了中医辨证施治的规律。因其勤奋好学，刻苦钻研，在校期间学习成绩一直名列前茅。1935 年 7 月在公立医学研究社毕业后，梁申教授开始在家乡悬壶济世，其间治愈患者无数，得到百姓普遍的赞誉和尊重。1937 年 7 月至 1941 年 12 月被派任广西玉林长荣乡任医务所所长。1942年1月至1945年8月担任那马县立中学校医。1945年10月申请伪铨钗部考核，梁申教授获得中医师资格证，准许其在全国范围内执行医务工作。1946年1月至1950年3月先后在石南镇同聚药房、同裕药房、万福堂药房担任坐堂医师。1950年4月至1953年3月开设梁申私人诊所，并同时开设回春堂药房，担任主治医师。因其学验俱丰，医术高明，为人诚实仁慈，求诊者纷至沓来，忧戚而至、开颜而去者数不胜数，深受患者拥戴。开诊3年后，于1953年4月至1956年8月前往石南镇联合诊所担任主治医师及卫生协会主任等职。1956年9月奉广西省卫生厅调令调至广西中医学院任教。

自1956年广西中医学院成立以来，梁申教授一直在该校担任教学工作，长达36年之久，曾担任广西中医学院方药学教研室主任、中药学教研室主任等行政职务。1978年8月被评为广西中医学院副教授，1988年6月被评为广西中医学院教授。1990年经中华人民共和国人事部、卫生部、中医药管理局遴选成为全国首批继承老中医药专家学术经验的带教导师。八桂名医、广西中医学院卢恩培副教授（已故，生前为广西中医学院药学院中药学教研室教师）为梁申教授唯一学术继承人。梁申教授毕生致力于中医药事业，于1992年3月13日因病医治无效，不幸与世长辞，享年85岁。

二、学术简介

梁申教授从事中医药临床医疗和教学工作近60年，为中医药临床医疗与教育事业贡献了毕生精力。其潜心治学，勤求古训，博采众方，学术思想自成一派，善用本土中草药治疗各种疾病，其医术精湛，对奇难杂症的治疗多有独到心得，堪称一代医药大家。虽然他已辞世 20 多年，但他的丹心仁术始终激励着后世从医者，为后人树立典范楷模，其学术思想与临床经验值得后世中医学者继承与发扬。

梁申教授自 1956 年到广西中医学院工作以来，先后参与了《广西药用动物学》《广西老中医医案选》《奇难杂症古方选》《广西本草选编》等教材、著作的审编工作，主持并参与自拟复方三七酒及其药渣的临床运用、复方香鱼合剂治疗外感发热 660 例体会、三姐妹治疗肝炎等诸多科研课题的研究，并取得多项科研成果。此外，梁申教授结合自己的临床经验，总结并公开发表了多篇具有真知灼见的学术论文，如《蛇尿入眼》《糖尿病验案一例》《有的中药为什么要炒和炙？有的中药为什么要注明先煎、后下、包煎、溶化和冲服?》《习惯性流产》《中药的性、味、功用有什么特点？是根据什么来确定的?》等，均发表于《中医教学》《新中医》《广西中医药》等国内有较大影响的学术刊物。

梁申教授从广西中医学院建校开始，一直从事教学工作，执教时间达 36 年之久，他先后讲授过中药学、中药方剂学、中草药学等专业基础课程。他以身作则，言传身教，教书育人无数，数次被评为学校教学先进工作者。此外，梁申教授还编著过广西卫生局出版的《广西民间常用中草药》《中药学讲义》《方剂学讲义》《中医必读资料》《中药方剂合编讲义》《妇科讲义》《外疡学讲义》《中草药学》等数种中医、中药类教材，为此后我校数版中医药教材的编写奠定了良好的基础。尤其值得一提的是，梁申教授在其耄耋之年，仍不忘教书育人的责任，主动肩负起培养学生和带徒的任务，经常带领学生上山采药、认药。同时，热情关心青年教师的成长，毫无保留地向他们传授知识与临床经验。1990年，中华人民共和国人事部、卫生部和中医药管理局联合下发《关于采取紧急措施做好老中医药专家学术经验继承工作的决定》之后，梁申教授是首批国家指定的500名指导老师之一。他珍视国家给予自己的至高无上的荣誉，铭记党和人民对老一辈中医药专家的殷切期望，在他83岁高龄时仍欣然接受名老中医带徒任务，选定原中药学教研室卢恩培副教授为其学术继承人。梁申教授心胸宽广，诲人不倦，言传身教，将自己的学术经验毫无保留地传授给弟子卢恩培。在其生命弥留之际，仍念念不忘传召卢恩培副教授到病榻前，传授绝学之术，令人唏嘘不已，实在让人感动。只可惜卢恩培副教授于2004年因意外辞世，生前留下资料有限，梁申教授的诸多临床经验及秘方难以面世，实为中医学术界一大遗憾。梁申教授一生为中医药教育和医疗卫生事业呕心沥血，做出了重要贡献，深受同行的敬重和患者的爱戴。

梁申教授矢志笃学，博览群书，学识广博，医术精湛。在学术上他推崇张仲景的《伤寒论》，兼通百家，对经方、时方的运用均灵活自如。同时，诊疗疾病主张辨证与辨病二者相结合，既强调中医学科范围内的辨证与辨病相结合，也非常重视衷中参西，兼收并蓄，与现代医学的辨病治疗相结合。在临床实践中，梁申教授医技高明，效仿扁鹊随俗而变行医，涉猎很广，对内科、外科、妇科、儿科疾病均有研究，临证施治，疗效卓著，积累了丰富的临床经验。梁申教授对内科疾病如流行性感冒、慢性支气管炎、外感发热、慢性胃炎、消化性溃疡、急慢性肠炎、急性肾盂肾炎、头痛等，外科疾病如泌尿系统结石、慢性胆囊炎、坐骨神经痛、急性乳腺炎、男性慢性前列腺炎等，妇科疾病如月经不调、带下病、产后恶露不绝、习惯性流产等，儿科疾病如小儿急性支气管炎、小儿哮喘、小儿遗尿、小儿流行性腮腺炎、小儿泄泻、小儿疝气等的诊治均有独到心得。

梁申教授师古而不泥古，学验俱丰，临床诊疗常独辟蹊径，尤其对奇难杂症的治疗有很深的造诣，屡获奇效。对干燥综合征，在养阴的基础上，强调从瘀、从风论治，分别采用养阴润燥、活血祛瘀和养血祛风、滋阴润肤的治疗方法，自拟“干燥综合征方”加减化裁，均收到很好的治疗效果。对糖尿病，他打破传统的“三消”分治法，而是紧紧抓住气阴不足这一病机，治以益气滋阴为主，采用自拟“代胰素”配红参和黄芪，使患者血糖恢复正常。对脑损伤后遗症，梁申教授认为多为外伤后瘀血阻滞清窍，络脉不通所致，根据久病必瘀的病理特点，采用活血化瘀、通络止痛之法，对脑损伤后遗症的康复治疗发挥了十分积极的作用。对系统性红斑狼疮、银屑病等皮肤科疑难杂症，采用清热解毒、凉血化瘀之解毒地黄汤加减，药到病除，诸症消失。对恶性肿瘤类疾病，以清热化痰、解毒散结、活血化瘀为基本治法，自拟治癌经验方，以救必应、古羊藤、翠云草、刺蒺藜、山慈菇、半边莲等为基本药物，根据不同类型、不同阶段癌症确定扶正与祛邪的轻重缓急，临床予以辨证化裁治疗，对缓解癌症患者的痛苦、提高患者生活质量、延长生存期起到了积极的作用。对人体良性肿块疾病，注重“痰”“火”的致病因素，采用清火散结、化痰消肿为主的治法，自拟“消坚方”，用以治疗纤维瘤、脂肪瘤、腱鞘囊肿、慢性淋巴结肿大、腺瘤、甲状腺肿大、内脏息肉、炎症包块、皮脂腺瘤、神经纤维瘤、脂肪瘤、血管瘤，女性乳腺纤维瘤、小叶增生、子宫肌瘤、卵巢囊肿等多种良性肿块，均获得良好疗效。

梁申教授生长于桂东南地区，长期生活、工作在这片土地上，这里气候潮湿、温热，湿热病证非常常见，作为在八桂大地上成长起来的一代名医，其学术上主张“湿热论”，认为湿热为众病之长。诊疗疾病，多从湿热论治。他对湿热病证的诊治、清热祛湿药物的应用堪称庖丁解牛、得心应手。黄连温胆汤为其善用之方；三姐妹、山芝麻、古羊藤、救必应等广西主产中草药皆为其常用之品。由他贡献的复方三姐妹片，即以三姐妹为主组方，其后开发为中药制剂护肝金药片，临床用于治疗慢性病毒性乙型肝炎，给广大乙肝患者带来福音。梁申教授早年习医，即从药学开始，青年时期长期从事药物的采收、辨认、加工、炮制等工作，可谓是集采、认、制、用于一身，尤其是对中草药的遴选、鉴别、临床应用有很高的造诣。他谙熟本土药材，非常重视广西民间草药的临床应用和民间土方土法的收集整理及应用。善用广西主产中草药治病，其自拟的诸多治病疗疾之方，均有深厚的广西民间用药基础，被百姓尊称为“草药大王”。

梁申教授在近 60 年的临床医疗实践中，在汲取前人用药经验的基础上，效仿神农尝百草，口尝身受，亲自煎煮中药，亲身体验，因此他深谙药性，临床用药独具匠心。对药物的用量、毒副作用、调剂均有独到的认识，重视病期的饮食宜忌与起居调摄。其遣药处方多为小方、单方，少轻力专，轻灵平稳，却每每有出奇制胜、四两拨千斤之效。尽管梁申教授具有深厚的医学理论基础和丰富的临床实践经验，但并不满足于现状。他常说："凡后学者能为人民健康造福的，我当即崇拜他。"他经常外出访问民间医生、民族医生，不耻下问，博采众方，集腋成裘，并且自拟成方，善用散剂，自创验方药散，注重实效和一方多用。在长期的临床医疗实践中，自创自制了"肠炎粉""溃疡散""疖疮散""疔疮散""血疮散""湿疹散""拔毒散""哮喘丸""口腔溃疡散""丑黄散""代胰素"等十余种药散，这些处方药散均是梁申教授数十年临床经验之结晶，临床上分别用来治疗急慢性胃肠炎、胃与十二指肠球部溃疡、疮痈肿毒、无名肿毒、皮肤湿疹、丹毒、支气管哮喘、口腔溃疡、糖尿病等病证，均有良效。

第二章　主要学术思想

一、熟读经典，兼通百家

梁申教授从医任教近 60 年，他提倡博览群书，师事百家，取人之长，补己之短。他认真钻研《黄帝内经》《伤寒论》《金匮要略》《本草纲目》等医药典籍，并反复研读《雷公炮炙论》《三因极一病证方论》《陈修园医书五十二种》《温病条辨》《医方集解》《外科十三方考》等百家著作，勤学不辍，从中汲取了大量的学术精华，为其解除患者的疾苦打下了坚实的基础。

在众多的中医中药典籍中，梁申教授尤其崇尚张仲景的《伤寒论》。他认为《伤寒论》辨证入微，法度严谨，用药精当，实为学医者不可多得的好书。在《伤寒论》中，张仲景对疾病发展变化过程中出现的复杂症候，反复强调要观其脉证，随证治之。“随证治之”要求每一个具体治法的确立和方药的运用，都必须以辨证为前提。梁申教授认为，《伤寒论》之重大贡献在于该书确立了辨证论治原则。辨证论治是中医临床的基本原则，既是中医临床治疗学的特色，也是临床诊疗的思维方法和过程。辨证论治的内容实质就是理、法、方、药的有机整合。处方用药治病要合“法”，“法”的确立要依“理”，要正确运用辨证论治，首先应掌握好“理”，因此“理”是治疗用药的前提和依据。辨清疾病的发病机理，确定正确的治法，则可顺理成章以法统方，药随方出。

梁申教授矢志苦学，掌握了《伤寒论》的辨证大法，临床施用，屡获奇效。如梁申教授治疗一位支气管哮喘的患者，症见恶寒发热，不欲饮，无汗，胸闷反胃，咳喘，痰多色白，有泡沫，舌苔白滑，脉濡。根据《伤寒论》原文40条：“伤寒表不解，心下有水气，干呕发热而咳，或渴，或利，或噎，或小便不利、少腹满，或喘者，小青龙汤主之。”梁申教授诊断此为外寒内饮之证，用小青龙汤治之，6剂而愈。又如治疗一位便秘患者，症见大便秘结，粪质坚硬如羊矢近10日，腹部胀满不适，每至下午均有低热，小便黄，舌红，舌苔黄干，脉数有力。根据《伤寒论》原文215条：“阳明病，谵语，有潮热，反不能食者，胃中必有燥屎五六枚也；若能食者，但硬耳，宜大承气汤下之。”梁申教授诊断此为阳明腑实之证，用大承气汤加菊花1味，1剂则便通胀消。梁申教授认为，菊花轻清上浮与苦寒降泄之性兼备，肺与大肠相表里，配伍菊花既可清宣肺散上焦之热，亦可清下焦大肠之积热，通利腑气，故药到病除。

梁申教授熟读经典，不仅善用经方治病，同时也兼通百家，对时方的应用也灵活自如。例如，他非常擅长于用宋代陈无择《三因极一病证方论》中的温胆汤治疗多种胃肠、肝胆的湿热病证；治疗各种皮肤病属血热的患者，常以唐代王焘《外台秘要》的解毒地黄汤（即犀角地黄汤）加减；治疗小儿风热犯肺之咳嗽，常以清代吴鞠通《温病条辨》中的桑菊饮化裁，均获得良好的疗效。

二、喜用“汗法”“泄法”，药到病除

《素问·调经论》记载：“夫邪之生也，或生于阴，或生于阳，其生于阳者，得之风雨寒暑，其生于阴者，得之饮食居处，阴阳喜怒。”文中明确指出了人体之所以患病，无外乎外感和内生。邪气分外感和内伤两种因素，而这些致病因素，均不是人体内所应有的，一经致病，均应设法祛之外出，使“邪”有出路，不使其停留于体内。梁申教授认为中医的“汗法”和“泄法”都是祛除外感和内生之邪，可为治疗疾病的常用治法。

所谓“汗法”，又称解表法，是通过开泄腠理，调和气血，宣发肺气，以促进发汗，使邪气随汗而解的治法。该法具有重要的临床意义与实用价值，故一直被列为著名的“八法”之首，为历代医家所重视。早在《黄帝内经》中就有记载：“其有邪者，渍形以为汗，其在皮者，汗而发之。”由于“汗法”是通过毛窍以驱逐邪气，而毛窍又是邪的主要出路之一，因此该法是重要的祛邪方法，列居“八法”之首。《素问·阴阳应象大论》云：“善治者，治皮毛。”临床上正确选用汗法，可以使疾病早治疗、早痊愈，避免病情传变、迁延难愈。

梁申教授在近60年的临床实践中，十分重视“汗法”的运用。首先，梁申教授在临床治疗外感病初期，邪在皮毛的表证，如感冒、急性支气管炎、支气管哮喘等兼有表证存在的情况下，往往顺其在表之势，因势利导，采用“汗法”疏

腠理，透汗逐邪，对缩短疗程，尽早康复，有事半功倍之效。其次，梁申教授在运用“汗法”时，不仅用于表证，其认为“汗法”亦可广泛用于内伤杂病、陈年痼疾，如不寐、痹证、血证、中风、带下、痛经、皮肤病等。这体现了中医“异病同治”的精神。梁申教授认为，“汗法”之所以能治疗内伤杂病，其机理在于“汗法”能宣畅气机，疏理三焦，使营卫调和，肌腠疏畅，玄府开合正常，濈之汗出，使内陷之邪，从汗而解。例如，一位男性患者，28 岁，发热恶寒 7 天，头重痛，周身骨节酸痛，乏力，胸闷不适，口干但不欲饮，大便溏烂，小便黄，舌苔黄腻，脉濡略数。外院诊为流行性感冒，予以打针服药治疗，效果不显。梁申教授认为此乃素蕴脾湿不化、复感外邪所致，治宜解表清热、行气化湿。以三姐妹 15g，山芝麻、荆芥、防风各 10g，水煎服。3 剂后，诸症消除。再如，一位 7 岁男孩，发热 5 天，就诊时体温 39℃，伴咳嗽、便结。梁申教授诊为风热犯肺、肺失肃降、腑气不通，以发散风热、清肺止咳立法。药用桑叶、菊花、杏仁各 5g，三姐妹、山芝麻、毛冬青、白点秤各 10g，重楼（蚤休）、芦根各 6g，水煎服。2 剂病愈。

“泄法”是中医重要治法之一，也属祛邪法范畴。“泄法”的含义包括“清泄法”“降泄法”“通泄法”。“清泄法”是指通过清热、泻火、凉血等方法，祛除里热的治法，适用于里热之邪内结之证。“降泄法”是指通过药性沉降的药物降泄肺气、胃气，适用于肺气上逆和胃气上逆之证。“通泄法”，即通腑泄热的简称，是指通过苦寒泻下的药，以攻导里实、涤除热结、荡涤积滞、通瘀破结、排除邪毒，保存阴液、推陈致新、调畅气机，给邪以出路。适用于邪热与有形实邪如燥屎、湿滞、瘀血等互结于肠腑之证。

梁申教授在临床应用中亦重视“泄法”的运用，“清泄法”“降泄法”“通泄法”各法均为常用。如复方香鱼合剂是梁申教授治疗外感发热的经验方。该经验方中的三姐妹和鱼腥草同用，可清泄邪热之毒，外达下行，从而达到退烧的目的。再如，梁申教授常用温胆汤治疗湿热蕴结中焦所致的胃脘疼痛、恶心欲呕等症，方中半夏、竹茹均为降泄胃气之品。另外，对于湿热蕴结下焦所致的泌尿系统结石或前列腺肥大等病证，梁申教授在清热祛湿方的基础上加通腑泄热之大黄推陈致新，使下焦湿热邪有出路。对于脑损伤后遗症，梁申教授在选择活血化瘀方的基础上也喜用大黄，既能活血化瘀，又可攻下导滞，使瘀血得以下行，每获良效。此皆属“通泄法”的应用。

三、辨证辨病结合，衷中参西

梁申教授认为，中医以辨证论治为精髓，然辨病也是其重要组成部分，不可偏废，临证宜辨证与辨病二者相结合，在临床上出现“同病异证”和“异病同证”时，则采用相应的“同病异治”和“异病同治”的治则。除此之外，梁申教授还主张临床诊治疾病不应局限于中医的辨证与辨病结合，更应与现代医学的辨病治疗相结合，中西并参，取长补短，兼收并蓄。中医在疾病诊断方面多从全局着眼，注重从疾病的当前表现中抓主要矛盾，针对机体各个部分以及整体的主要功能状态与病理活动，综合评定，提出恰当的治法，但比较笼统，针对性不强。传统的中医辨证偏重疾病表现在外的症状的归纳、综合，有时经辨证治疗，疾病症状虽可减轻或消失，但疾病却不一定真正根除。西医重视实验室检查结果，善于借助现代科学手段来帮助进行疾病内在病理生理改变的分析研究，对疾病的病因病理认识比较深入，诊断定位具体，在寻找病源、明确诊断的基础上，针对病源用药，有利于使疾病获得真正的彻底痊愈。因此，梁申教授认为，中西医结合的一个重要方面就是中医“辨证、辨病论治”与西医的“辨病论治”相结合。首先，这种结合给疾病的早期诊断和治疗带来了极大的帮助，临床上有不少隐匿性疾病，病人无任何自觉症状，施治亦难，而通过理化检查可发现异常，通过辨病亦可治疗；其次，这种结合可以解决无证可辨的问题，弥补了单纯辨证施治的不足，有利于取长补短，提高诊疗效果。

梁申教授将中医的“辨证、辨病”和西医的“辨病”相结合，在临床诊疗中多有体现。如糖尿病患者，在临床上常见无多尿、多饮、多食、消瘦等典型“三多一少”症状表现的患者，这类患者往往在平时体检中发现血糖升高，按照传统中医辨证论治的原则，病人没有自觉症状，中医就无证可辨，施治也难。而借助现代科技手段，结合西医辨病，及时予以相应的治疗，可以防微杜渐，防止病情加重，出现糖尿病并发症。再如泌尿系统结石一病，有些患者并无排尿不畅、尿中断症状，仅觉腰胀腰痛或腰骶不适，借助 B 超检查则可明确诊断，有利于有针对性的治疗。对于早期恶性肿瘤的患者，梁申教授主张在传统中医诊疗方法的基础上，宜借助于现代科学先进的诊疗技术，弄清恶性肿瘤的部位、病程，以明确诊断，防止误诊、失治，耽误早期根治恶性肿瘤的机会。

对于中晚期癌症的治疗，梁申教授秉承古训："岩症者，大忌开刀，开则翻花最惨。"（清《外科全生集》）"乳岩者，此疾苦未破可疗，已破则难。"（宋《疮疡经验全书》）强调在此期切忌手术治疗，首创并提出包膜治癌法。包膜治癌法源于梁申教授在乡下时的牛粪长虫的启发。梁申教授小时生长在农村，当时农村有很多的牛，在田野地头往往有很多牛粪，牛粪外壳经日晒风吹往往形成一层保护膜，而牛粪内部的虫则在里面生长，过一段时间则会自己死亡。而当有人碰破它的外壳时，里面的小虫则四处奔散，重新寻找安身之处，找到合适的地方则重新生长，也损害周边的植物。梁申教授观察到这种现象，从中受到启迪，自创包膜治癌法，明确提出了癌症早期的治疗应以祛邪为主，扶正为辅；病至中期，则祛邪扶正并重；若至晚期，则宜以扶正为首要，激发正气奋起胜邪，以延长患者的生存期并提高生活质量。利用该方法治疗多例癌症患者，皆收到较满意的疗效。梁申教授自创的包膜治癌法与现代医学提出的癌症患者带瘤生存的学术观点不谋而合。2006年，世界卫生组织（WHO）将恶性肿瘤定义为一种慢性可控性疾病，癌症并不意味着死亡已经得到诸多权威人士的认可。目前认为，"带瘤生存"是中晚期癌症患者得以长期存活的出路。而"带瘤生存"最重要的条件就是保护患者自身的免疫系统不被破坏，提高患者机体的免疫能力，以维持患者带瘤生存后机体免疫和恶性肿瘤的对抗平衡。现代医学的这些观点，与梁申教授的治疗癌症，中期扶正祛邪兼用、晚期扶正为先的思想有异曲同工之处。

四、师古而不泥古，多有创新

梁申教授不论是早年以医为业，还是后来到广西中医学院担任教学工作，近60年来，他从未脱离过临床。在长期的临床实践中，他秉承古训，潜心钻研，精心诊治病症；与此同时，梁申教授师古而不泥古，注意将自己的临床经验体会加以总结，形成自己独特的学术见解和风格，临床实践不拘常法，独树一帜，每每出奇制胜，疗效卓著。

例如小儿多汗，众多医家认为多由体虚所致。正如《小儿卫生总微论方》中记载："小儿有遍身喜汗出者，此荣卫虚也。"常用固表止汗、调和营卫之剂治之。而梁申教授认为，阳迫于阴则为汗，汗为心液，心火亢盛也是引起小儿多汗的原因，故常选用栀子（山栀子）、黄连、竹叶等清泻心火之品而取效。再如小儿厌食，历代医家多责之气虚脾弱，方药亦常选用党参、白术、黄芪等补气健脾之品。而梁申教授认为与脾胃积热亦有密切关系，常以清热泻火、醒脾和胃之法治之，药用黄连、沙参、山楂、鸡内金、独脚柑等，每获良效。又如小儿遗尿一证，历代医家多归因于下元虚冷、脾肺气虚，从温肾缩尿、补脾益肺论治。梁申教授则认为"肝旺"也是导致遗尿的重要原因，肝热郁而不解，蕴结于下，膀胱气化功能失常，以致出现遗尿，故自拟"热型遗尿方"，药用菊花、川楝子、石决明等清肝平肝之品，临床施用，疗效显著。另如对于妇女产后恶露不绝的治疗，梁申教授主张以益气化瘀的治疗方法论治，因生产时妇女用力耗气，极易导致气虚，气虚则运血不畅、摄血无力，故而恶露不绝。临床多用生化汤加红参治之，常获药到病除之效。再如，对于频惯堕胎、滑胎，主要原因大多责之于冲任不固、气血亏虚等，但梁申教授不囿常规，认为不能一概而论。临床上常见滑胎患者数次怀孕失败后心理负担加重，情志紧张，若孕妇性情忧郁，则气机失调影响肝之疏泄，“女子以肝为天”，肝失条达舒畅，肝郁气滞而日久化火，触动肝火，肝不藏血，或肝火扰动相火，热灼胞胎而伤精，胎失濡养，发为堕胎。若见此类病例属肝胆火旺者，大胆使用清泄肝火之龙胆泻肝汤加减运用，临床效果明显。

五、主张“湿热论”，认为湿热为众病之长

梁申教授长期生活、工作在桂东南地区，这里濒临南海，常年气温较高，炎热时间长，雨水多，湿热体质的人较多，湿热体质的人容易被湿热病邪侵犯，或在各种病变过程中向湿热证型演变。另外，从饮食生活习惯上看，现代人饮食不节，嗜食膏粱肥甘厚味，或酗酒过度，损伤脾胃，使湿热内生；同时当地人多贪凉饮冷，喜食生冷瓜果、多食鱼虾等多湿之品，易伤及脾胃。外湿与内湿同气相求，两湿相合而为病。因此湿热病证在当地尤为常见。

俗话说：“一方水土养一方人。”梁申教授作为在八桂大地上成长起来的一代名医、草药大王，他认为临床诸多病症皆与湿热有关，湿热乃众病之长，百病之先，治病多从湿热论治。一方水土也养一方草木，广西出产的中草药，大多数具有清热祛湿的功效。梁申教授对主产于广西的清热祛湿中草药的应用堪称庖丁解牛、得心应手。治疗各种疾病属湿热

的患者，病在上焦，常用三姐妹、山芝麻等；病在中焦，常用救必应、古羊藤等；病在下焦，常用楤木、露兜簕等。例如，治疗普通感冒、流行性感冒、慢性病毒性乙型肝炎等病属湿热证型者，梁申教授均用自拟的“三姐妹汤”加减治疗，“三姐妹汤”主要由三姐妹、山芝麻等广西主产中草药组方，常获药到病除之功。对于急性胃炎、慢性胃炎（包括浅表性胃炎、萎缩性胃炎等）、急性肠炎、急性痢疾等，梁申教授常以自制的“胃炎粉”“肠炎粉”治疗，这些散剂由救必应、古羊藤、葛根等广西主产中草药组方，临床投之，屡用屡效。

梁申教授治疗湿热病证最为常用的一个古方是黄连温胆汤。黄连温胆汤为宋代陈无择《三因极一病证方论》之温胆汤加黄连而成，药物组成有半夏、陈皮、茯苓、甘草、枳实、竹茹、黄连、生姜、大枣共九味药物，具有清热化痰、和胃止呕的功效，主要用于肝脾不和、脾失健运、水湿停滞、湿聚成痰、郁而化热、痰热内扰之证，症见虚烦不眠、惊悸不安，或呕吐呃逆、口苦、舌苔黄腻、脉滑数等。方中的半夏性味辛温，燥湿化痰、降逆止呕、消痞散结，黄连大苦大寒，善泄中焦湿热、清心除烦，合而用之，辛开苦降，为方中之君药；陈皮理气健脾、化痰燥湿，竹茹清热化痰、除烦止呕，共为方中之臣药；枳实破气消积、化痰散结，茯苓健脾渗湿，湿去则无生痰之源，合为方中佐药；甘草化痰和中、调和诸药，生姜、大枣调补脾胃，大枣尚可养血安神、缓和药性，为方中佐使药。各药并用，使脾健湿去、热清痰消、气机条达，诸症乃愈。梁申教授善于灵活运用该方，广泛用于治疗多种消化系统疾病及痰热扰心所致的心烦、失眠等身心疾病。如一位不寐患者，症见心烦不寐，胸闷痰多，食欲不振，腹胀，舌红、苔黄腻，脉滑数。梁申教授辨证为痰火上扰心神所致，正如《景岳全书·不寐》引徐东皋云："痰火扰乱，心神不宁，思虑过伤，火炽痰郁而致不眠者多矣。"用黄连温胆汤清火化痰、和胃安神，方药合拍，疗效灵验。

六、勇于实践，内外妇儿，诸科精通

梁申教授早年学医时，既接受过师承授受，又经历过学校教育，加之天资聪颖，勤奋好学，因此打下了坚实的中医药理论功底。青年时期在家乡行医，先后担任过乡镇医生、学校校医等。时值国破沦丧，民不聊生，医疗资源缺乏，医疗条件非常简陋，这样的缺医少药环境造就了梁申教授成为一名医术全面的全科医生，使之内外妇儿各科诸疾，无所不通。尤为可贵的是，梁申教授施治的各科诸疾，多以轻便廉价的药物和方法取效。例如，治风热感冒、流感，梁申教授常用"三姐妹汤"（三姐妹、山芝麻等）；治肺热咳嗽，常用复方香鱼合剂（三姐妹、鱼腥草等）；治乳痈，常采用放血疗法，辅以药物内服；治产后恶露不绝，梁申教授认为多因气虚血瘀所致，常以生化汤加人参治之；治儿童疝气，梁申教授认为当责之气虚下陷，应以补中益气立法，并汲取壮族医学的治法特点，"补虚必用血肉有情之品"，常以黄芪、升麻水煎，药液煮瘦猪肉服；治儿童痄腮，常重用三姐妹浓煎涂患处，并内服清热解毒方药；治男性前列腺炎、前列腺增生所致的癃闭，常以露兜簕、楤木为基本药物治之；治脑外伤后遗症，常重用铁包金，并配以活血通络之品；治荨麻疹、湿疹等疾病所致的皮肤瘙痒症，常以解毒地黄汤（原名犀角地黄汤）为基础方，配伍毛果算盘子、千里光、地肤子等清热解毒、燥湿止痒药物；治各种良性肿瘤，梁申教授多从痰火互结论治，自拟消坚方，以麦冬、白芷、七叶一枝花、金耳环、青皮为基本药物，取得良好疗效。

七、善治疑难杂症，不拘一格，屡起沉疴

疑难杂症是临床医生普遍感到棘手的病患，其临床表现复杂，范围广泛，遍及临床各科。对于身患疑难杂症的患者而言，由于难以诊治，经久不愈，身心倍受折磨与摧残。而每一个临床医生，在其从业生涯中，都不可避免地会遇到疑难杂症。可以说，衡量一个医生医疗水平的高低，治疗疑难杂症的疗效是重要的指标。梁申教授业医 60 余载，学验俱丰，知常达变，以治疗疑难杂症见长，受益患者数不胜数，直至今日，知情者仍不时提及，由衷赞叹。例如治疗干燥综合征，梁申教授认为不仅须从滋阴润燥论治，以生地黄、盘龙参、四叶参等为基本药物，还应根据临床表现的不同，从瘀、从风论治。如皮肤干燥而见皮下瘀斑者，证属阴虚血瘀，宜配伍铁包金、三七、当归、桂枝、牛膝等活血化瘀药；如皮肤干燥而见肌肤甲错者，乃血虚风燥所致，当加当归、丹参、防风等养血祛风之品；如皮肤干燥肥厚而瘙痒者，是为风淫肌肤，宜与消风散合用。再如系统性红斑狼疮，祖国医学多认为与肾阴虚关系密切，而梁申教授却归因于心经热盛。热邪充斥心经，入营动血，内伤脏腑，外损经络肌肤，则诸证发生。故对系统性红斑狼疮的治疗，以清热解毒、凉血散瘀为治疗大法，常以解毒地黄汤（原名犀角地黄汤）加味治

疗。热毒壅盛明显者，加紫草、野菊花；兼有阴虚者，加玄参、石斛、沙参等养阴之品。将采访得到的数个病例分享于众。

例 1：一女孩，出生后罹患湿疹，右肩为甚，长期在上海各大医院多方治疗，直至上高中一直未愈，身心极为痛苦。经人介绍慕名找梁申教授诊治。梁申教授与其自制的药散外用，1 个月后告知彻底痊愈。患者及其家长钦佩不已，感激不尽。

例 2：一青年女教师，咽喉肿痛、咳嗽 2 月余，先期服药而后注射青霉素 40 天未愈，痛苦难耐，夜不能寐。经人介绍找梁申教授诊治。梁申教授与其药粉 3 剂，嘱其晚上 10 时、清晨 6 时、中午 12 时服药。患者将信将疑接受药物，服药当晚即能入睡，3 剂药尽后病愈。

例 3：梁申教授与学校教师出差外地，其中一位教师染上泻痢，经多种抗生素治疗罔效。梁申教授托另一位教师采来三姐妹与其水煎服，服后当日泻痢即止。

八、谙熟本土药材，喜用广西主产中草药

广西地处热带向亚热带过渡的地理位置，气温较高，雨量充足，药材丰富，蕴藏着4 000多种中草药资源，素有“川广云贵，道地药材”之称，为驰名中外的“西土药材”产地。梁申教授早年学医，即兼学识药，曾遍访当地草医名医，经常去民间求教，学习认药。因此，他熟悉众多本土药材，是广西著名的草药大王。梁申教授认为，草药和中药本是一家，在医疗中可发挥相辅相成作用，应同等看待；同时，广西草

药采集容易、应用简便，是开发新药、扩大药源的一个重要途径。在其数十年的从医生涯中，梁申教授十分擅长应用广西主产中草药治病。例如用毛冬青、岗梅根治疗咽喉肿痛；鱼腥草、七叶一枝花治疗肺热咳嗽；金耳环治疗疮痈肿毒、哮喘、扁桃体炎；犁头半夏治疗疮痈肿毒、无名肿毒、外伤感染；狗仔花、毛算盘治疗皮炎、麻疹；土甘草治疗热痱；桃树寄生治疗胃痛；横经席、红接骨草治疗腰肌劳损、骨质增生；白饭树治疗湿热带下；老虎耳治疗中耳炎；白龙船治疗类风湿性关节炎；露兜簕治疗泌尿系统感染、水肿；楤木根治疗前列腺炎、前列腺肥大；野苦麦菜、九里香治疗乳痈；铁包金治疗脑损伤后遗症等，疗效可靠，在临床上均体现出很高的药用价值。在其年过古稀的时候，仍勤耕不辍，不仅致力于指导学术传人，还经常带领年轻教师和学生野外采药、认药，将自己的学术经验毫无保留地传予后人。

梁申教授对三姐妹这味草药的临床应用经验尤为丰富。三姐妹又名伤寒头、细叶香茶菜、三叶香茶菜、虫牙药，为唇形科植物牛尾草的全草或叶、根，主产于广西，其性凉味苦，无毒。《广西药植名录》记载其功用："化痰止咳，消水肿。治伤寒，黄疸，咳嗽，鹤膝风，小儿疳积，风湿。"《全国中草药汇编》谓本品"苦、微辛，凉。清热利湿，解毒"，主治"感冒，支气管炎，扁桃体炎，咽喉炎，牙痛，肠炎，痢疾，黄疸型肝炎，急性肾炎，膀胱炎；外用治蛇咬伤"。梁申教授在其近60年的临床实践中，常以本品为主组方，治疗流行性腮腺炎、流行性感冒、上呼吸道感染、传染性肝炎、急性胃肠炎等病证，取得了良好的疗效。后来，广西中医学院的科研工作者在梁申教授应用三姐妹临床经验的基础上，研制出复方三姐妹片进行防治急慢性肝炎的实验与临床研究，取得了令人满意的科研成果，为复方三姐妹片的新药开发提供了依据，并开发出新药护肝金药片（即复方三姐妹片）用于临床。现代药学研究显示，三姐妹的抗肝炎成分是其所含的齐墩果酸。齐墩果酸对大鼠实验性急性肝损伤有明显保护作用，有抑制 S－180 瘤株生长作用，能阻止实验性大白鼠的肝硬化发生，对急性黄疸型肝炎有一定的退黄和降转氨酶作用。复方三姐妹片对硫代乙酰胺和四氯化碳所致的小鼠血清谷丙转氨酶（SGPT）活力升高有明显降低作用，而对正常小鼠或在体外温孵的 SGPT 活力均无明显影响。此结果提示，复方三姐妹片对动物实验性肝损伤有一定的保护作用，而降酶作用并非直接抑制 SGPT 活力的结果。广西中医学院的科研工作者还在梁申教授用三姐妹治疗呼吸系统疾病经验的基础上，研制出治疗呼吸道疾病的新药复方双花气雾剂（由三姐妹、旋覆花、七叶一枝花、麻黄等药组成），完成了该药的临床前研究工作。

九、博采众长，喜用民间土方土法

自从有了人类，就有了医疗活动。流传于民间的单方、偏方、验方等就是劳动人民在与疾病做斗争的过程中亲身体验、摸索、总结而积累的祛除病痛、恢复和促进健康的有效手段和方法，是医疗活动所积累的宝贵经验的结晶，是中医药学的重要补充。民间流传的“小单方治大病”“仙丹妙药灵芝草，不如单方治病好”等俗谚，体现了民众对单方、偏方、验方的推崇和信任。东晋葛洪著《肘后备急方》，集民间单方、偏方、验方百余首，为保障劳苦大众的生命健康做出了不可磨灭的贡献，其中青蒿榨汁治疟疾、葱豉汤治感冒等至今仍有重要的临床实用价值。由此不难看出，单方、偏方、验方在劳动人民保障自身生命健康方面，具有不可低估的作用。

梁申教授虽然具有深厚的中医药理论知识和丰富的临证经验，但他深知民间单方、偏方、验方是中医药宝库的重要组成部分，在保障人民生命健康方面始终占有一席之地，应该给予足够的重视。而且，民间单方、偏方、验方具有简、便、廉的特点，对于经济困难的患者而言，无疑是一个福音。因此，必须重视对民间单方、偏方、验方的收集与整理，并加以保护，合理利用。这既是发掘祖国医药学、传承发展中医药学术的一个重要内容，也是造福人民，提高中医药临床疗效的一个不可分割的组成部分。

梁申教授出生、成长于广西，长期工作、生活在广西。广西是少数民族人口最多的省区，聚居着壮、汉、瑶、苗、侗、仫佬、毛南、回、京、彝、水和仡佬等 12 个民族，其中壮族人口有 1 500 多万，占广西总人口的三分之一。这里不仅有中医药的应用，而且还有以壮族医药为代表的民族医药的广泛流传、应用。梁申教授知道："世之医师方家，田父里妪，犹时有以单方异品，效见奇捷，而前书不载，世未知者。"因此，在其近 60 年的医疗工作中，经常外出遍访民间医生、民族医生，不耻下问，广收博采，注重实效，收集、整理了大量单方、偏方、验方，并施用于临床，屡获奇效。这些从民间收集到的宝贵资料，充分体现了壮医治病用药简便、贵在功专的特点。兹略举数例分享如下：治疗感冒发热者用秽草250g，煎水，洗身，另取秽草根100g，水煎服；鼻出血者用白茅根50g，鬼灯笼根、荷叶各25g，百草霜（锅底墨）15g，水煎服；吐血、咯血、尿血者用白茅根、黑墨草各100g，车前草、鬼灯笼根各50g，水煎服；水肿者用黄皮树寄生茶200g，水煎，冲酒少许服；湿滞腹泻者用大蒜头50g，煨熟去衣吃；腹泻及消化不良者用番桃嫩叶25g，同白米少许炒至微黄，加水1碗，煎成半碗服用；崩漏者用成熟稔子500g，焙干蒸晒，水煎服，日服2～3次，连服数日；夹色危重者用生稔子根（切碎）250g，加水2碗，煎成1碗，分2次服用；心胃气痛、腹泻、食滞腹胀、外感山岚瘴气、呕吐、头晕、体倦者等用樟树假果适量，用盐渍5天，晒干，每次服用5粒，日服2次，小儿酌减；湿热尿闭者用磨盘草根100g，加盐少许，水煎服；大便下血，久而不愈者用生红蓖麻叶4张，红米50g，炒黄，水煎服；湿温病患者用生黑面叶全株100g，水煎，每日2次分服，连服数日；产后瘀滞腹痛者用生益母草100g，捣烂，水煎，冲酒少许服；湿热腹泻腹痛、舌苔微黄、舌边微红者用古羊藤根10g，水适量，煎成1杯1次服用；乳痈患者用了哥王100g，鸡蛋5个，同煲熟，鸡蛋去壳，刺10多个孔，再放入药水煲至蛋黑为度，每天食蛋1个，服完即见效。

外治是治疗疾病的手段之一，是内治的重要补充，二者之间有相辅相成的作用，不可替代。梁申教授不管是早年在家乡行医，还是后来成为一名大学教师，在高等学府的医疗机构坐诊，他一直把自己看作是一名平民医生，他常说："凡后学者能为人民健康造福的，我当即崇拜他。"长期以来，他非常虚心地向民间中医学习，经常到民间采访考察，学习民间的各种治病方法，为我所用。这方面体现在梁申教授善于应用民间一些简便易行的外治疗法，价廉效捷。

例如，梁申教授采用民间的放血疗法治疗急性化脓性乳腺炎，屡收佳效。具体操作方法如下：在患乳的背部相当于肺俞穴，找一病理反应点，即针头大小的红点，经酒精局部消毒后，用消毒后的三棱针或缝衣针将该红点的皮肤挑破，深约0.1cm，然后在穿刺点挤出1～2滴血，再用酒精消毒皮肤即可。放血疗法，又称“针刺放血疗法”，是用针具或刀具等刺破或划破人体特定的部位，放出一定量的血液，以治疗疾病的一种方法。乳腺炎是由于乳腺管不通，形成乳凝块，细菌则逆流而上所导致。乳房有邪热、毒瘀时，以消为贵。如《黄帝内经》云：“宛陈则除之，热者清之。”放血疗法泻热散邪，清热化瘀，具有一定的抗感染作用。急性化脓性乳腺炎的患者经此法治疗后，疼痛顿减；若再配合内服外用千里光、蒲公英等清热解毒、凉血消痈的中草药，针药并用，缩短病程，疗效更佳。梁申教授与其学术继承人卢恩培副教授用此法先后治疗近20例急性化脓性乳腺炎的患者，均获殊效。

又如，药线点灸是流传于广西壮族地区的一种民间疗法。它是用苎麻线经多种壮药制备液浸泡后点燃，直接灼灸患者体表的特定穴位或部位，以达到治疗疾病的目的。梁申教授吸取壮医的点灸疗法，与中医学的针灸理论相结合，根据《针灸甲乙经》“目赤痛，眦烂，生翳膜……后溪主之”，用点灸法灸后溪穴位治睑腺炎（即麦粒肿）。梁申教授认为，取后溪穴是根据“经络所通、主治所及”的理论。后溪穴属于手太阳小肠经，其经颊部支脉至目内眦（睛明），与足太阳膀胱经相衔接，且为八脉交会穴之一，通督脉，督脉统领一身之阳气。目之上下眼睑，不仅是手太阳小肠经脉之所通，且是十四经脉之所聚也。梁申教授以此为指导，吸取壮医点灸经验，用灯芯草交叉点灸后溪穴治疗睑腺炎，收效快捷。具体操作方法：常规消毒后，取灯芯草一段，蘸以香油或其他植物油长约1cm，点燃后，对准穴位迅速爆灸，此时常可听到"啪"的一声响，右眼睑腺炎灸左手后溪穴，左眼睑腺炎灸右手后溪穴，灸处有小块灼伤注意保持清洁，防止感染。

此外，梁申教授还用各种外治法治疗多种疾患，确有良效。兹举例与众分享：治小儿热痱，用冰糖草榨汁涂患处，或用冰糖草煎水洗澡；治毒虫咬伤及无名肿毒，用无患子果肉适量，捣烂，水调后，外搽患处；治异物入肉不出，用土半夏适量，巴豆仁少许，共捣烂，敷患处；治痧气胀热身痛，用了哥王枝叶250g，水煎洗；治疮疡肿痛，用了哥王适量，捶烂，外敷患处；治水火烫伤，用野芋头适量，捣烂，外敷伤处；治风热眼痛，用路边菊100g，九里明、狗肝菜各50g，水煎，先熏，后洗患眼；治蜂蜇伤，用生八角茴香或鲜鬼针草叶嚼烂或捣烂，涂搽患处。

十、用药精良，少轻力专

梁申教授在长期的临床用药实践中，经常效仿神农尝百草，亲自口尝身受中草药，并不断总结临床经验。因此，对中草药性能与功用有独到的认识，其处方用药多为小方、单方，却每有出奇制胜之效。在其自创自制的10余种药散中，用药均在5味以内，处方颇似平淡，少有生僻药物，药味虽少，而疗效出色，即使是治疗疑难杂症也能取得意想不到的效果。这与当下部分为医者受经济利益驱使，开大处方、高价药相比较，实在难得；在当前中草药数量急剧减少，中药资源严重不足的情况下，这种用药理念弥足珍贵。

例如，梁申教授治疗一位经胃镜确诊为幽门溃疡合并浅表性胃炎的患者，临床症状见胃脘胀痛，食则加剧，嗳气，口干欲饮，不知饥饿，大便溏烂，口苦，舌红，舌苔薄黄，脉大濡数。梁申教授认为此乃胃热火郁所致，施以自制胃炎粉 2g、象皮粉 1g，温开水冲服，日服 2 次。6 剂后，患者胃脘疼痛明显减轻，已知饥饿，舌苔薄白，脉濡略数。药已对症，效不更方，守上方再进 10 剂，诸症消失。又如治疗婴儿吐乳，梁申教授常以紫苏叶 2 片，泡开水灌服，收到良好的疗效。梁申教授认为，小儿脏腑娇嫩，形气未充，特别是脾胃薄弱，喂养不当，或食滞伤中，极易导致呕吐。紫苏叶能理气止呕、开胃下食，治婴儿吐乳，故每获良效。再如治无梦遗精，久而不止，形体瘦弱者，梁申教授用鸡内金 200g（炒焦黑）、淮山药 50g、党参 50g。三味药共研细末，每次取 6～10 克，加白糖适量，用开水冲服，日服 2 次。并嘱咐病人忌食生冷辛辣和有刺激的食物。方中鸡内金涩精止遗，配伍党参、山药补脾益气，补后天之本以补养先天，共奏补肾固精止遗之功。再如治疗流感、急性胃肠炎，梁申教授常用广西主产中草药三姐妹、山芝麻两味药物为主组方，常获效验。

十一、随病症、依药性定剂量，独具匠心

自古以来，中药的剂量即是一个千古不传之秘，正如日本人渡边熙氏所说："汉药之秘不告人者，即在药量。"察历

代本草古籍，秦汉至清代，均无剂量的记载，中药剂量与量效的复杂性从中可以窥见一斑。一般而言，中药的用量主要根据患者的体质、病情，居住的地域、气候和选用的方剂、药物以及应用方式等确定。由于使用目的不同，用量也就有所不同。同一药物，因用量不同，可以出现不同的效果或产生新的功能，从而发挥不同的作用。梁申教授认为，中药临床用量应强调以胜病为主，不必拘泥于书本。例如，梁申教授用补阳还五汤治疗中风后遗症半身不遂，方中黄芪的用量常达 120g；用复元活血汤治疗跌打损伤、瘀留胁下等证，方中大黄的用量常在 30～60g 之间，均收到良好的治疗效果。此外，梁申教授在临床实践中观察到大剂量麦冬与小剂量白芷配伍，有良好的消肿散结之功效。故临床用治瘰疬、瘿瘤及其他良性肿块类病症时，在选用消瘰丸等方的基础上，常加入麦冬 30g、白芷 3～5g；或以麦冬、白芷为基础药物，随证治之，每取佳效。

《神农本草经》指出："药有酸、咸、甘、苦、辛五味，又有寒、热、温、凉四气及有毒、无毒。"梁申教授熟读本草经典，深知毒性是中药固有的性能之一，是药则有三分毒。因此，他极为重视中药的毒副作用，恪守以有毒观念、无毒用药指导临床施治，以保证用药安全。他不仅遵信前贤对中药毒性的记载，临证时谨慎使用；同时，还亲自验证，以心知肚明，百战不殆。比如远志是一味对胃黏膜有刺激作用的药物，文献告知临床用量不宜过大。梁申教授经过口尝身受，得出结论，认为远志的用量达 3g 以上时，对胃黏膜会产生刺激作用而引起呕吐，因而常以远志 1g 用于临床。再如，他经过自身体验认识到瓜蒌皮、枳壳两味药味道较苦，用量过大

(5～10g) 易造成腹泻，故通常以 3～5g 用于临床；而对兼有便秘的患者，则用量加大，以助排便。这些中药临床用量经验，经过大量的临床验证，收效甚好，既达到了治病的目的，又避免了中药的不良反应。

十二、强调药物调剂，注重饮食宜忌与调摄得当

清代医家徐灵胎指出：“煎药之法最宜深讲，药之效与不效，全在乎此”。梁申教授秉承古训，十分重视中药的煎煮方法，并认为中药煎煮是否得“法”关乎药物的实际功用。梁申教授认为，中药煎煮方法要视药性和病情的轻重缓急而定，尤其是有些中药有特殊的煎煮方法，更应遵守。在长期的坐诊实践中，他经常亲自为病人煎煮中药。在临诊处方时，梁申教授除了在中药处方时注明先煎、后下、包煎、溶化及冲服等特殊入药方法之外，还耐心地口头向病人交代明白中药的煎煮方法。例如附子先煎能使有效成分易于煎出，并能使毒性减低，又能增强其强心温肾作用；生牡蛎、生石决明先煎，使其药味易于煎出；辛凉的薄荷叶、行气的木香等气味芳香之药，须后下；止咳下气的旋覆花，其花蕊易于散在药汁内，服后常粘在喉部则咳嗽加剧，应包煎；阿胶、鹿角胶宜烊化和药液混合服，免致药物被药渣吸附并使其他药物被黏滞而难于煎出药味；朱砂末应用药液冲服，防止中毒，等等。

《黄帝内经》指出：“上古之人，其知道者，法于阴阳，和于术数，食饮有节，起居有常，不妄作劳，故能形与神俱，而尽终其天年，度百岁乃去。”梁申教授深知其中真谛，此言

既传授养生之道，同时也适用于患病的调摄。俗话说患病宜“三分治、七分养”，梁申教授治病时非常注重治养结合。疾病的痊愈既需要药物治疗，也需注意调养，二者不宜偏废，否则将影响身体的康复。因此，梁申教授临诊时，开出处方之后，经常给予患者必要的医嘱。如感冒患者常告诫须避免伤风着凉；咽喉疼痛、咳喘患者告知其宜忌烟酒与辛辣燥热之品；皮肤病患者告知其忌食辛辣腥臊发物、油炸食品及肥甘厚味食物，局部勿搔抓，衣着宜宽松以减少摩擦刺激；滑胎患者告知其宜放松心情、安心养胎，不宜多虑等。

十三、自创药散，方便实用，疗效独特

梁申教授早年习医，即从药学开始，青年时期长期从事药物的采收、辨认、加工、炮制等工作，可谓是集采、认、制、用于一身，因此他深谙药性。在临床治疗过程中，他常怀悲苦怜悯之心，不仅以治病救人为己任，还把减轻患者的负担与压力放在心头，尽量不给患者看病吃药增添过多的麻烦。他不仅善用古方、成方治病，还遵《千金方》所云：“夫寻方学之要，以救速为贵，是以养生之家，须预合成熟药，以备仓卒之急。”自拟方剂、自制药物用于临床，其中最具有代表性的是他创制的10余种散剂。

散剂是中医汤、膏、丹、丸、散传统剂型的组成部分，早在《黄帝内经》中就有记载。现存最早的药学专著《神农本草经》指出：“药有宜丸者，宜散者，宜水煮者，宜酒渍者，宜膏煎者，亦有一物兼宜者，亦有不可入汤酒者，并随药性，不得违越。”此为从药物性能角度告诫用药宜选择合适

的剂型。而梁代陶弘景在《本草经集注》中对此予以阐发，从病证角度告诫用药宜选择合适的剂型，其言：“又疾有宜服丸者，宜服散者，宜服汤者，宜服酒者，宜服膏者，亦兼参用所病之源以为制耳。”明确阐述了宜根据病症选择剂型。金元四大家之一李东垣谓：“汤者荡也，去大病用之；散者散也，去急病用之；丸者缓也，不能速去病舒缓而治之也。”明确指出不同剂型的作用特点。这一认识与现代药动学的研究结果十分接近。汤剂简单易行，吸收快、能迅速起效；丸剂需崩解后溶解再吸收，起效较慢；散剂介于二者之间，无须崩解，只需溶解吸收。因此，中药散剂既有抑制汤剂之急，一触即发的缓释作用，又有先于丸剂之迟，一触待发的便捷效果。此外，中药散剂还具有节省药材、制作简便、方便服用与携带、配伍灵活、经济实惠等优点。梁申教授深知散剂的特点与优势，自创自制了“肠炎粉”“溃疡散”“疖疮散”“疔疮散”“血疮散”“湿疹散”“拔毒散”“哮喘丸”“口腔溃疡散”“丑黄散”“代胰素”等10余种药散，这些药散均是梁申教授多年临床经验之结晶，在临床上分别用于治疗急慢性肠炎、胃与十二指肠球部溃疡、疮痈肿毒、无名肿毒、皮肤湿疹、丹毒、哮喘、口腔溃疡、糖尿病等病证，均有良效。后学者以梁申教授治疗胃脘痛的经验方制成胃康胶囊（主要由乌贼骨、珍珠层粉、象皮、浙贝母、白及、鸡内金、黄连、甘草、乌药等药物组方而成），治疗消化性溃疡68例，其中气滞型30例，虚寒型22例，血瘀型9例，郁热型7例。结果为：痊愈61例，显效3例，有效1例，无效3例，有效率为95.6%；与雷尼替丁对照组比较有显著性差异（$P<0.05$）。令人遗憾的是，梁申教授的后代无人习医，自梁申教授仙逝

后，其家人均不在南宁定居，与广西中医学院（今为广西中医药大学）失去了联系；梁申教授唯一的学术继承人卢恩培副教授因意外英年早逝，使梁申教授创制的药散大多失传。每念及此，无不令人扼腕叹息！

十四、慈心仁术，济世救人

梁申教授不仅医术精湛，而且有良好的医风和医德。他铭记唐代孙思邈的《大医精诚》，对病人常怀大慈恻隐之心，皆如至亲之想。他常说："消除病人的痛苦，是我学医的目的。"凡有病者，有求必应，不图钱财。早年在家乡行医，颇有名气，是当地三大名医之一，经常有人上门请去出诊。梁申教授出诊一不坐轿，二不骑马，每次都是骑自行车前往，当地老百姓亲切地称他为"单车医生"。有一次，一位急症患者深夜上门求诊，时值寒冬腊月，所需药物已经用罄，他不顾天寒地冻，路途遥远，独自跋涉数十里，奔走于泥泞山路，从野外采回药物，并亲自煎煮汤剂，急救患者。20世纪80年代，梁申教授与学校其他教师一起去广西某县出差，当地县委一位领导的儿子，患阴部湿疹，瘙痒难忍，在当地医院诊疗效果不佳，听他人推荐，慕名而来找梁申教授求治。梁申教授用自采的草药煎水供患者外洗，当晚患者阴痒即止，3天后痊愈。患者家人非常感激，欲予以酬谢，梁申教授婉言谢绝。广西中医学院一位教师，患咽喉肿痛、咳嗽，西医治疗日久不愈。梁申教授将其治愈后，并把她带到学校的药用植物园，让其认识女贞树与龙脷叶，告知患者平时可用女贞树叶数片、红枣数颗煮水代茶饮；或不时用龙脷叶适量，水煎服。从那之后，患者即使遇到上课频繁，声带劳累，也再未罹患咽喉疾患。多年以来，梁申教授把救死扶伤、全心全意为劳苦大众服务作为自己为医的宗旨，对患者一视同仁，毫无贵贱之分、贫富之别。他经常自采、自购、自费加工药物用于广大患者。对有生活困难的患者，梁申教授除免费诊治外，还经常帮出药费、资助钱粮。梁申教授非常推崇宋代名医唐慎微的低调做人、认真做事的品格，从不哗众取宠。他远离权势，淡泊名利，除了认真对待医疗工作之外，还虚心向患者、百姓，或有一技之长的人学习，凡有人将自知的一方一药告诉他时，他必欣然笔录而咨询明白。正因为如此，他掌握了大量的民间喜用的药物和方法，为其成为医术精湛的苍生大医打下了牢固的基础。在耄耋之年，他仍坚持工作在临床一线，每天诊治患者数十人。这充分体现了梁申教授全心全意为人民服务、为医精诚、仁心仁术的崇高医德，深受人民群众的敬仰、爱戴与怀念。

第三章　临床经验介绍

一、内外妇儿诸科病症

梁申教授学识广博、医技高明，对内外妇儿各科，均有研究，临证施治，疗效卓著。现列举一部分临床内科、外科、妇科、儿科各科的常见病、多发病的典型验案，并做简要介绍。

1. 内科

(1) 外感发热

发热是外感疾病的主要病症之一，见于多种疾病，如上感、肺炎、急性肾盂肾炎、急性胆囊炎、急性肠炎、菌痢等。外感发热是机体感受了不同的病邪所致，其中包括目前已知的致病性微生物。

祖国医学将其归属于“发热”“寒热”“壮热”等范畴，是指感受六淫邪气或温热疫毒邪气引起发热的一类病症。由于外邪入侵，机体奋起抗邪，导致体内阴阳失去平衡，脏腑经络、气血功能失调而出现各类症状，发热是机体邪正斗争，御邪外出的一个主要表现。

梁申教授认为，外感发热应以辛凉解表、清热解毒为主要治法。他和同事曾于1966～1982年期间，在门诊应用自拟复方香鱼合剂治疗外感发热660例，其中男性339例，女性321例；年龄3岁以下者60例，4～7岁者120例，8～17岁者240例，18～54岁者230例，55岁及以上者10例；体温37.5～38.5℃者211例，38.6～39.5℃者263例，39.5℃以上者186例。病程：发热2天以内就诊者368例，发热3天以上就诊者254例，低热1周以上就诊者38例。治疗结果为：痊愈413例，占62.6%；显效235例，占35.6%；无效12例，占1.8%。（注：此处痊愈即服药1～2天，体温降至正常，症状基本消失；显效即服药3天内，发热渐退，症状明显好转；无效即服药3天以上体温不降，或兼服用其他药物。）在660例外感发热患者治疗过程中，未发现本方有任何副作用，有少数感冒发热合并有腹泻、腮腺炎者，经服本方后，腹泻、腮腺肿痛等症状亦随热退而消失。患者一般在服药后的4～8小时开始退热，多数病例在24小时内体温退至正常。体温恢复正常后，未发现有再复升高的病例。但对化脓性扁桃体炎引起的高热，用药后，体温一般需在36小时左右才开始下降。复方香鱼合剂用于小儿，退热后体征平稳、见效快，无大汗伤津的副作用。

复方香鱼合剂药物组成：细叶香茶菜（又名三姐妹）20g，鱼腥草16g。每日1剂，水煎，分3次服。也可将复方香鱼合剂制成复方香鱼片，具体制作方法和用法：将上药共研细末过筛，把粗末充分煎煮滤液浓缩，并与细末混合压片。每片0.3g（含生药量2.49g）。成年人每日服3次，每次3～4片；7～17岁者，每日服3次，每次2～3片；6岁以下者，每日服3次，每次1～2片。小儿可将药片溶化后服用。若病情急重、体温高者，可间隔1～2小时给药1次，直至体温正常。

典型病案

案例1：张某，男，42岁，1968年8月7日就诊。患者因病前一日冒雨赶路，淋湿身体，当晚突然出现高热，微畏寒，头部胀痛，不能起床而要求就诊。刻诊：患者全身灼热，面红唇干，无汗，鼻塞流涕，身骨酸痛，咽红微痛，略咳而痰黏，小便黄，脉浮数，舌尖边红，苔薄黄。根据脉证，中医诊断为外感发热。中医辨证：证属外感风邪，热毒郁盛。概因热毒上蒸犯肺，肺失清肃，皮毛疏泄失常所致。治宜：辛凉解表、清热解毒。处方：复方香鱼合剂。组成：细叶香茶菜20g，鱼腥草16g，加水煎成1碗，分2次服。服药1剂，体温开始下降，再服第2剂后，至下半夜体温基本恢复正常，第2天再服1剂，症状消失，病告痊愈。

案例2：梁某，男，7岁，1980年8月10日就诊。刻诊：患儿高热、咳嗽、鼻塞、流涕，伴有两腮肿痛，不思饮食已2天。舌质红、苔薄黄，脉浮数。西医诊断为外感合并流行性腮腺炎。根据脉证，中医诊断：①外感发热；②痄腮。中医辨证：证属时邪热毒入侵，肺气不宣。治宜：清热、宣肺、解毒。处方：复方香鱼合剂（片剂）27片，每天服3次，每次服3片。服药3次后，热渐退，治疗3天，热退，两腮腺肿消，食欲恢复正常告愈。

按：上述两个案例患者均证属外感发热病，故每以高热为主；热毒上蒸犯肺，肺失清肃，故咳嗽、鼻塞流涕、咽红肿痛；肺主宣发失常，皮毛疏泄失常，故无汗；舌红、苔薄黄均为热毒所致。治疗均以辛凉解表、清热解毒为法。

复方香鱼合剂是梁申教授治疗外感发热的经验方，该方细叶香茶菜（又名三姐妹）是主要药物。细叶香茶菜味苦微辛，性凉。《中药大辞典》记载其有祛风散寒、化痰理湿之功效，主治感冒咳嗽、黄疸、风湿肿痛等。《全国中草药汇编》记载其有清热利湿、解毒的功效，主治黄疸性肝炎、急性肾炎等，外用治毒蛇咬伤。细叶香茶菜治感冒发热、流感高热、痢疾发热、泄泻发热均有效，配以鱼腥草取其有辛凉宣肺、化痰止咳、利水泄热的作用，以增强解表宣肺、清邪热之毒外达下行。

（2）流行性感冒

流行性感冒（简称流感）是由流感病毒引起的急性呼吸道传染病，通过飞沫经呼吸道感染，往往易造成暴发、流行或大流行。临床上有急性高热、乏力、全身肌肉酸痛和轻度呼吸道症状，病程短，具有自限性，老年人和伴有慢性呼吸道疾病或心脏疾病患者易并发肺炎。目前，现代医学对于流感采取防治并重的应对手段，主要采用接种疫苗预防为主和抗病毒药物治疗。

祖国医学将其归属于“时行感冒”“湿温时疫”的范畴，究其原因系感受时疫病毒所致，亦有因素蕴脾湿不化复感外邪而起。该病有强大的传染性，若素蕴脾湿不化复感外邪者，除有全身中毒症状之外，还多伴有脾胃方面的症状，如脘腹痞满，大便不爽或溏泄等。对该病的辨证论治，祖国医学历来都采用风温证或湿温证邪在卫分的辨证施治法，处方多以银翘散或藿朴夏苓汤、三仁汤治疗，但临床施用，疗效不甚满意。梁申教授在长期的临床实践中，通过不断的探索，研制出专治该病的验方“三姐妹汤”，临证施用，远胜他方。

典型病案

案例1：覃某，男，28岁，1991年5月15日初诊。患者发热恶寒7天，头重痛，周身骨节肌肉酸痛乏力，胸闷不适，口干但不欲饮，便溏烂，每日2次，尿黄。在某医院诊治，西医诊断为流行性感冒。经打针服药（具体用药不详），仍反复不愈，每至下午则症状加剧，遂到我科诊治。刻诊：身热不扬，恶寒，头重痛，全身骨节肌肉酸痛，尤以颈项及两肩胛上方为甚，体倦乏力，胸闷，口干但不欲饮，便溏，舌红，舌苔黄腻，脉濡略数。此乃蕴脾湿不化，复感外邪所致，中医辨证：证属湿温时疫。治宜：清热解毒，行气化湿。处方：三姐妹15g、山芝麻10g、枳壳5g。用法：用清水600mL浸药15分钟后煎成200mL药液，倒出用杯装好，药渣再加清水500mL煎取150mL药液，去渣后将2次煎取的药液混合后再煎煮浓缩成200mL，分3次服。每日1剂，3剂药后，诸症消失。

案例2：李某，男，30岁，1991年5月13日初诊。患者5天来持续发热，尤以午后为甚，体温39.5℃，伴头痛头重，周身疲软乏力，汗多，胸闷纳呆，口渴但不欲饮，溺赤量少，大便溏烂。曾到某医学院附院门诊诊治，西医诊断为流行性感冒。经治疗后（具体用药不详）症状无变化才到我科诊治。刻诊：肌肤发热，伴头重痛，周身疲软乏力，胸闷纳呆，口渴而不欲饮，尿少色黄，大便溏烂，咽部稍红，舌红，舌苔黄腻，脉濡数。中医辨证：证属湿温时疫。此为湿温邪毒侵入气分，湿热并重所致。治宜：清热解毒，佐以行气宽中。处方：三姐妹30g、山芝麻15g、枳壳5g、甘草5g，水煎服。用法：用清水600mL浸药15分钟后煎成200mL药液，倒出用杯装好，药渣再加清水500mL煎取150mL药液，去渣后将2次煎取的药液混合后再煎煮浓缩成200mL，分3次服。每日1剂，3剂药后，诸症消退。

按：上述两个案例均证属湿温病，故每见身热不扬或午后发热；湿热之邪阻于清阳及经络，故头重头痛、周身乏力；胃为水谷之海，脾为湿土之脏，湿温病总以脾胃为病变重心，湿热邪毒蕴积脾胃，故胸闷纳呆，口渴不欲饮，大便溏烂，舌苔黄腻，脉濡数。治疗均以清热解毒为主，佐以行气化湿之药。

梁申教授自创的“三姐妹汤”，治疗流行性感冒确有显著效果。三姐妹、山芝麻清热解毒、利湿，枳壳行气宽中，共奏清热解毒利湿、行气宽中之效。现代药理研究发现，在抗流感病毒试验中，三姐妹具有抑制流感病毒在鸡胚生长繁殖作用，并具有广谱抗菌作用；山芝麻有解热抗炎作用，对金黄色葡萄球菌具有杀灭作用，对绿脓杆菌具有抑制作用；枳壳对胃肠平滑肌具双向调节作用。如此切中病机，故获佳效。

梁申教授仙逝后，梁申教授学术继承人卢恩培副教授用此方治疗该病数十例，常获药到病除之效。

（3）慢性支气管炎

慢性支气管炎是由感染或非感染因素引起的气管、支气管黏膜及其周围组织的慢性炎症。本病为常见多发病，常因天气变化，不慎犯触而反复发作，迁延难愈。临床上以咳嗽、咳痰或伴有喘息及反复发作的慢性过程为特征，每年发作累计3个月以上，并持续2年或2年以上，疾病进展，常并发阻塞性肺气肿，甚至肺源性心脏病。

祖国医学将其归属于“咳嗽”“喘证”“饮证”等范畴。

其形成不外乎内外之因，其病位在肺而不止于肺，正如《黄帝内经》所云“诸气愤郁，皆属于肺”，以及“五脏六腑皆令人咳，非独肺也”。

梁申教授认为，慢性支气管炎的发病原因与外邪的侵袭以及与肺、脾、肾三脏功能的失调有关，尤其是与外邪侵袭、肺气郁闭关系最为密切。梁申教授总结自己多年的临床经验，自创了专治该病的“支气管炎方”，临床应用，常获药到病除之效。

典型病案

案例：韦某，女，70岁，1991年3月26日初诊。患者咳嗽、咯血5月余。近几个月，胸闷咳嗽，气紧，咳痰黏稠，时有咯血，血色鲜红，量不多。曾在某医院诊治。胸片检查：①慢性支气管炎；②支气管扩张。经治疗（具体用药不详）症状无改变才到我科求诊治疗。刻诊：胸闷咳嗽，气紧，咳痰黏稠，时有咯血，血色鲜红，量不多，舌红，苔黄，脉滑数。中医辨证：证属痰热壅肺，损伤肺络。治宜：清热化痰、凉血止血。处方：鱼腥草30g、桑白皮10g、芦根10g、山栀子6g、浙贝母10g、杏仁5g、菊花10g、甘草5g。考虑到患者咳痰，时有咯血，加用仙鹤草15g以收敛止血，旱莲草12g以滋阴凉血。水煎服，每日1剂。1991年4月8日二诊：服上药3剂以后，咳嗽、胸闷减轻，咳痰减少但仍黏稠，舌红，苔黄，脉滑数。守上方加七叶一枝花6g，水煎服，每日1剂。1991年4月22日三诊：服上药3剂后，诸症大减，咯血停止，但舌苔黄干，脉数，此为久咳伤阴，原方去凉血止血之仙鹤草、旱莲草，加百合、知母、麦冬、百部、地骨皮、牡丹皮，3剂病愈。

按：案例中患者经中医辨证，证属痰热壅肺，损伤肺络所致。肺气宣发肃降失常，故见胸闷咳嗽，气紧。痰热内盛，故见咳痰黏稠。热盛灼伤血络，故时有咯血，血色鲜红，量不多。舌红，苔黄，脉滑数均为痰热之象。治宜清肺止咳、化痰平喘，佐凉血止血为基本大法。

此方名为“支气管炎方”，系梁申教授自拟的治疗慢性气管炎的经验效方，临床施用，确有良效。“支气管炎方”组成如下：鱼腥草 30g、桑白皮 10g、芦根 10g、浙贝母 10g、杏仁 5g、菊花 10g、山栀子 6g、七叶一枝花 6g、甘草 5g。方中鱼腥草重用，因其辛寒入肺，长于清泄肺热以止咳祛痰，桑白皮、杏仁降肺平喘，芦根、菊花清肺止咳，浙贝母清化热痰，加用山栀子、七叶一枝花清热解毒，甘草润肺兼调和诸药。全方共奏清肺止咳、化痰平喘之功效。

梁申教授学术继承人卢恩培副教授继承此方后，常用该方治疗支气管哮喘、支气管扩张咯血，均收到良好的治疗效果。

（4）慢性胃炎、消化性溃疡

慢性胃炎是指不同原因引起的胃黏膜慢性炎症或萎缩性病变。消化性溃疡是一种界限清楚的局限性组织缺失，可累及黏膜、黏膜下层和肌层的病变。两种病皆属于祖国医学胃脘痛、痞满、泛酸、嗳气等范畴。究其病因，中医历来认为该病与情志失调、饮食不节、脾胃素虚、外邪内侵等因素有关。

梁申教授在临床实践中注意到慢性胃炎、消化性溃疡的患者证型以湿热型、火郁者居多，根据这一证型特点，梁申教授研究、创制了专治慢性胃炎、消化性溃疡的“胃炎粉”和“溃疡散”。临证施用，疗效满意。

典型病案

案例 1：黄某，女，27 岁，1991 年 8 月 27 日初诊。患者胃脘胀痛 6 年余。时嗳气泛酸，向背部放射。在当地县医院钡餐检查，西医确诊为胃炎，服用胃友、胃得安、维生素等药，症状不得缓解，纳食一般，口苦，大便结，舌红，舌苔淡黄，脉弦细数。施以“胃炎粉”治疗。用法：每次 2g，每日 2 次，温开水送服，10 天为 1 个疗程。服药 3 个疗程，胃脘胀痛消失，余症皆除。

案例 2：闭某，女，30 岁，1990 年 12 月 27 日初诊。患者胃脘胀痛反复发作半年，加重 1 个月。半年来，胃脘部胀痛不适，向背部放射，嗳气但无泛酸。在某医院进行胃电图检查，西医确诊为浅表性胃炎。曾服中西药治疗（具体用药不详），症状无缓解。近 1 个月来，胃脘胀痛加剧，频频发作，头晕，吸气困难，心烦，口干苦，大便结，舌红，舌苔薄黄，脉弦数。用“胃炎粉”治疗。用法：每次 2g，每日 2 次，温开水送服，10 天为 1 个疗程。服药 3 个疗程后病愈。

案例 3：何某，男，30 岁，1993 年 12 月 9 日初诊。患者脘腹热辣胀痛 2 个多月。患者 2 个月前因饱食狗肉，2 天后，即出现脘腹热辣胀痛，嗳气，但无泛酸。在本单位卫生室服药（用药不详）治疗，症状不减反而加重，后送自治区某医院住院治疗。住院期间，曾做了纤维胃镜、直肠镜、心电图、胸透，肝、胆、肾 B 超检查，均无异常。经 2 个月的住院治疗（具体用药不详），脘腹胀痛一直未减，尤以下午剧痛，剧痛时大汗淋漓，需要注射 2 支止痛针方可缓解，但第二天下午剧痛又发作，如此反复 2 个多月，遂到我科求诊治疗。刻诊：患者脘腹胀痛，尤以每日下午加剧，时嗳气，但无泛酸，纳少，大便少，肛门时有胀坠感，尿黄，舌红，舌苔黄腻，脉弦滑数。根据脉证，中医诊断：胃脘痛。中医辨证：证属湿热内蕴。概由饮食不节，湿热内蕴，伤及肠胃所致。治宜：清热泻下、行气止痛。处方：大黄 10g、枳实 10g、川朴 5g、苦参 6g、甘草 5g，水煎服，每日 1 剂。2 剂药后，患者脘腹胀痛减轻，服完第 3 剂药后，脘腹大痛又发作。二诊：改用“胃炎粉”治疗，每次 2g，每日 2 次，温开水送服。用药 3 天后，疼痛顿减，守方 3 天，诸症悉数除去，办理了出院手续。

案例 4：黄某，女，27 岁，1991 年 3 月 12 日初诊。患者胃脘胀痛 3 个多月，加重 1 周。3 个月前因工作紧张，患者常饥饱无常，继而出现胃脘胀痛，曾在某医院诊治，胃电图检查：①幽门管溃疡合并浅表性胃炎；②胆囊炎。经中西药治疗（具体用药不详）胃脘胀痛不减。近 1 周来病情加重而到我科求诊治疗。刻诊：胃脘胀痛，压痛，向肩背部放射，嗳气，无泛酸，口干欲饮，不知饥饱，口气臭，大便溏烂，尿黄，舌质暗红，苔薄黄，脉弦数。根据脉证，中医诊断为胃脘痛。中医辨证：证属郁热内蕴。此乃饮食失调，损伤脾胃，运化失司，郁而化热，损伤脉络所致。治宜：清热止痛，收敛生肌。处方：“溃疡散”24g。用法：每次 2g，每日 2 次，分 6 日温开水冲服。1991 年 3 月 19 日二诊：用药后，胃脘胀痛明显减轻，已知饥饿，但胆囊仍痛，舌苔薄白，脉濡数。守上方 10 剂，用法用量同前。1991 年 3 月 30 日三诊：胃脘胀痛消失，压之不痛，胆囊胀痛大减，饮食正常，大便正常，舌边尖稍红，苔薄白，脉濡稍数。上方继服 20 剂，诸症消失。后因食辣椒、速效伤风胶囊、木波罗等，稍有胃胀不适，仍用上药治疗而药到病除。

案例5：王某，女，22岁。1992年5月6日初诊。患者胃脘胀痛，伴嗳气泛酸3年余。曾在某医院做纤维胃镜检查，诊断为胃溃疡、十二指肠溃疡，经中西药（具体用药不详）治疗，症无缓解。近来胃痛加剧，尤以饥饿时为甚，食后痛减，每日需食5～6餐，伴呃逆、泛酸、口苦、口臭、舌红、舌苔黄和脉弦细而数。根据脉证，中医诊断为胃脘痛，证属肝胃郁热。治宜：清热止痛，收敛生肌。处方：“溃疡散”24g。用法：每次2g，每日2次，温开水冲服。6剂药后，胃痛消失，饥饿时也不痛，纳食正常，日3餐，嗳气、泛酸大减，但口稍苦，口臭，舌红，苔淡黄，脉细。原方再进30剂，除时有口臭外，余无不适。

案例6：黄某，女，31岁，1992年5月26日初诊。患者胃痛近10年，加重2个月。患者素有胃炎，1988年因食生冷水果，胃痛剧。曾在某医院做钡餐检查，西医诊断为胃及十二指肠溃疡。虽经多方治疗，胃痛仍反复发作。近2个月来，胃痛频发，疼痛加剧，尤以误食生冷、辛辣食物以及饥饿时为甚，向背部放射，伴嗳气、口苦，但无泛酸，大便如常，舌红少苔，脉弦细数。根据脉证，中医诊断为胃脘痛。中医辨证：证属郁热内蕴。此乃饮食不节，损伤脾胃，脾胃气滞，郁而化火所致。治宜：清热止痛，收敛生肌。处方：“溃疡散”。用法：每次2g，每日2次，温开水冲服。用药10日后，胃痛大减，继用上药30日，诸症消失。

按：案例1、案例2、案例3西医诊断均为胃炎，案例4、案例5、案例6西医诊断均为胃溃疡或胃及十二指肠溃疡。分别针对不同西医诊断，梁申教授分别采用“胃炎粉”和“溃疡散”治疗。

“胃炎粉”和“溃疡散”系梁申教授临床近60年来的经验效方、秘方。其中“胃炎粉”的功效主要是清热止痛，主治慢性胃炎、慢性浅表性胃炎、急性胃炎、慢性胆囊炎；“溃疡散”的功效主要是清热止痛、收敛生肌，主治胃溃疡、十二指肠溃疡、幽门管溃疡、胃黏膜损伤等。以上两散中均有救必应、古羊藤等广西常见中草药。其中救必应是冬青科植物铁冬青的树皮或根皮入药。性寒，味苦，具有清热解毒、利湿、消肿止痛之功效。《南宁市药物志》记载：“（救必应）清凉解毒。治痧证，内热。熬膏可涂热疮。”江西《草药手册》记载：“（救必应）清热利湿，消肿止痛。治感冒发热，扁桃体炎，咽喉肿痛，急性肠胃炎，胃及十二指肠溃疡，跌打损伤，风湿病。”救必应治疗胃痛在广西民间有深厚的用药基础。几年前，广西圣特药业有限公司开发出救必应胃痛胶囊（片），以救必应、木香、高良姜、肉桂、陈皮等配伍组方，用于治疗胃及十二指肠溃疡、慢性胃炎等属于肝胃不和所致者。古羊藤是萝藦科马莲鞍属植物马莲鞍的根入药。味苦、微甘，性凉，具有清热解毒、散瘀止痛之功效。《广西药植图志》记载：“（古羊藤）治急慢性肠炎，心胃气痛，红白痢疾，外感痧气，蛇伤。”

梁申教授用此二方治疗各种胃炎和胃及十二指肠溃疡，常收到令人满意的效果。梁申教授仙逝后，其学术继承人卢恩培副教授在临床上沿用此秘方治疗众多患者，结果表明其疗效远胜于现在临床常用的一些中成药、西药。

（注：因卢恩培副教授2004年因意外突然去世，梁申教授的家人与学校失去了联系，故“胃炎粉”和“溃疡散”的组成无法记述）

（5）急性肾盂肾炎

急性肾盂肾炎为细菌性侵袭而引起的肾盂的急性感染性疾病，为一种常见的尿路感染疾病，多见于女性。临床除以尿频、尿急、尿痛为主证外，急性期尚可见寒战、高热、腰痛及小便短涩等。

根据本病的临床表现，该病属于祖国医学“淋证”的范畴。如《景岳全书》记载：“淋之为病，小便痛涩滴沥，欲去不去，欲止不止是也。”此病乃系外阴不洁，湿毒内侵或醇酒厚味，蓄成湿热，流入膀胱，循经上犯达肾，膀胱气化不利，水道失畅所致。正如《金匮要略》所云“热在下焦”；《丹溪心法·淋篇》云“淋有五，皆属乎热”。

梁申教授认为，湿热是淋证产生的主要病因，湿热始终贯穿于急性肾盂肾炎的全过程，只不过是表现轻重不同而已，故治疗该病，清利湿热是其最基本的治疗方法。梁申教授谨守湿热之邪是其发病之本，临床治疗急性肾盂肾炎，经验丰富，用药亦别具一格。

典型病案

案例（卢恩培副教授诊治）：钟某，女，28岁，1993年10月5日初诊。患者尿频、尿急、尿痛半个月。患者于1993年9月20日出现畏寒、发热、尿急、尿痛、尿黄赤，伴腰痛。到某医院就诊，查：体温39.5℃；尿检：白细胞（＋＋＋＋），脓细胞（＋＋＋＋），红细胞（＋＋）。西医诊断：急性肾盂肾炎，而收入院治疗。经输液，打抗生素等治疗，除体温恢复正常外，余症不减，遂到我科求诊治疗。刻诊：患者尿频、尿急、尿痛、尿黄赤短少、腹痛、大便硬、舌红、舌苔黄腻、脉弦滑数。根据脉证，中医诊断为淋证。中医辨证：

证属湿热下注。处方：八正散加露兜簕 50g、楤木根 15g。水煎服，每日 1 剂。3 剂药后，诸症减轻，小便通畅，大便正常。守上方去大黄，再进 3 剂，病告痊愈。

按：病案中患者经中医诊断为淋证，中医辨证属湿热下注。尿频、尿急、尿痛为淋证常见三大症状。湿热下注至下焦，故患者尿黄赤短少、腹痛。小肠分清别浊功能下降故见大便硬。舌红、舌苔黄腻、脉弦滑数均为湿热之象。

梁申教授认为，急性肾盂肾炎多属湿热实证，治以清热利湿通淋为主，方选八正散加减。八正散方中木通、瞿麦、灯芯草清小肠之火，山栀子、大黄、车前子、滑石泻火通二便，萹蓄利尿通淋。在八正散的基础上，梁申教授加用广西民间常用草药露兜簕、楤木根以加强清热利湿通淋的功效，这是梁申教授在治疗泌尿系统疾病，如肾炎、肾盂肾炎、泌尿系统结石，以及前列腺疾病等下焦病症常用之要药。其中露兜簕（别名路兜簕、勒角蔃、婆锯簕、山菠萝、野菠萝等）为露兜树科露兜树属植物露兜树的干燥根、根茎及茎。其性凉，味甘、淡，具有平肝清热、去湿利尿、发汗解表、行气止痛的功效，可治感冒发热、风湿痹痛、肝火头痛、肝炎、肝硬化腹水、尿路感染、肾炎水肿、眼结膜炎、跌打损伤等病症。楤木根为五加科楤木属植物楤木的根或根皮，其性平，味辛，具有祛风湿、利小便、散瘀血、消肿毒的功效。可治风湿性关节炎、肾炎水肿、肝硬化腹水、急慢性肝炎、胃痛、淋浊、血崩、跌打损伤、瘰疬、痈肿等病症。

梁申教授学术继承人卢恩培副教授常用此 2 味药加减治疗泌尿系统疾病，如淋证、水肿、小便不利等，以及急慢性前列腺炎、前列腺增生等疾病引起的小便异常，均获良效。

（6）头痛

头痛是临床十分常见的自觉症状之一，头痛可见于现代医学内、外、神经、精神、五官等各科疾病中。在内科临床上常遇到头痛，多见于感染性发热性疾病、高血压、神经官能性头痛、偏头痛等疾病。

头痛在古医籍中多称为“脑风”“首风”“头风”“真头痛”等。如《素问·奇病论》：“帝曰：人有病头痛以数岁不已，此安得之？名曰何病？岐伯曰：当有所犯大寒，内至骨髓，髓者以脑为主，脑逆故令头痛、齿亦痛，病名厥逆。”《素问·五脏生成篇》：“头痛巅疾，下虚上实，过在足少阴、巨阳，甚则入肾。”中医认为，头痛病因大致可分为外感、内伤两大类。外感是指风寒湿热之邪侵犯清窍所致。外邪侵袭，常以风为先导，挟寒邪、湿邪、热邪而致病。内伤头痛与肝、脾、肾三脏功能失调密切相关。徐春甫《古今医统大全——头痛大法分内外之因》总结说：“头痛自内而致者，气血痰饮，五脏气郁之病，东垣论气虚、血虚、痰厥头痛之类是也；自外而致者，风寒暑湿之病，仲景伤寒东垣六经是也。”

梁申教授认为，在临床治疗头痛时，除按外感、内伤之病因而辨证施治外，还要特别注意头痛的部位。古代医籍中对头痛的论治，有根据所痛部位经络所主分别施治的记载，非常值得遵信。如《兰室秘藏·头痛门》有记载太阳、少阳、阳明、太阴、少阴、厥阴病的头痛见证及选药原则：“太阳经头痛，恶风，脉浮紧，川芎、羌活、独活、麻黄之类为主；少阳经头痛，脉弦细，往来寒热，柴胡为主；阳明经头痛，自汗，发热恶寒，脉浮缓长实者，升麻、葛根、石膏、白芷为主；太阴经头痛，必有痰……苍术、半夏、天南星为主；

少阴经头痛，三阴三阳经不流行而足寒气逆为寒厥，其脉沉细，麻黄附子细辛汤主之；厥阴经头顶痛，或吐痰沫厥冷，其脉浮缓，吴茱萸汤主之。”

梁申教授兼收并蓄各家之说，在临床治疗头痛时，吸取古人经验，在审症求因、随因论治的基础上，根据头痛的不同部位，选用不同的“引经药”，大大地增强了原有的疗效。如痛在脑后，属太阳经头痛者，加用羌活、藁本；痛在前额，属阳明经头痛者，选用葛根、白芷；痛在两侧，属少阳经头痛者，选用柴胡、川芎；痛在巅顶，属厥阴经头痛者，选用吴茱萸等。同时，总结自己在长期的临床实践中治疗头痛的经验，研究、创造了多个治疗头痛的经验效方，如“少阳头痛方”“太阳头痛方”“阳明头痛方”“厥阴头痛方”“偏头痛方”等，临床应用，疗效卓著。

典型病案

案例（卢恩培副教授诊治）：冯某，女，60 岁，1992 年 9 月 15 日初诊。患者左侧头痛反复发作 6 年余。曾在多家医院检查诊治，查脑血流图正常、脑电图正常，而被诊为三叉神经痛。经治疗（具体药物不详），头痛仍反复发作。近 2 个月来，头痛频发，持续不断，剧痛时如刀割样，虽经针灸、中西药治疗，但症状无缓解，遂到我科求诊治疗。刻诊：左侧头痛，有时如刀割样，夜不成眠，纳呆，甲状腺左外缘有一如小鸡蛋大小的肿物已 3 年之久，质光滑，与皮肤无粘连，无明显的疼痛和压痛，大便正常，尿稍黄，舌红，舌苔薄黄，脉弦细。根据脉证，中医诊断：偏头痛。中医辨证：证属肝经风火。治宜：平肝疏肝、祛风通络止痛。处方：钩藤 15g、菊花 10g、白芍 10g、川芎 5g、全蝎 3g、蜈蚣 1 条、青皮 6g。

水煎服，每日 1 剂。外用“哭来笑去散”左侧鼻吸。3 剂药后，头痛减轻，能眠，食纳增加。药已对症，效不更方，守原方再进 6 剂，头痛大减，且颈部肿瘤变软，缩小如鸽蛋大，精神大振。守原方又进 15 剂，头痛全消，颈部肿瘤消失，而病痊愈。

按：偏头痛属于中医“头风”的范畴。梁申教授自创“偏头痛方”，全方组方如下：钩藤 15g、菊花 10g、白芍 10g、川芎 5g、全蝎 3g、蜈蚣 1 条、青皮 6g。方中钩藤清热平肝，配伍菊花辛凉加强清热凉肝之效，白芍滋阴柔肝，川芎祛风止痛，全蝎、蜈蚣祛风通络止痛，青皮疏肝理气。全方共奏平肝疏肝、祛风通络止痛之效。对各种顽固性偏正头痛确有特殊疗效。

梁申教授治疗偏头痛也重视外治法。他擅长用“哭来笑去散”吹鼻。全方由雄黄、川芎、乳香、没药、生石膏、硝石组成。方中之雄黄、生石膏、硝石，均为古代治头痛常用药。《圣济总录》创至灵散治偏头痛，即以雄黄、细辛等分为末吹鼻，左边疼搐入右鼻，右边痛搐入左鼻。《本草纲目》对雄黄的记载：“入肝经气分，故肝风、肝气、惊痫、痰涎、头痛眩晕、暑疟泄痢、积聚诸病，用之有殊功。”尚言硝石（消石）“头痛欲死，消石末吹鼻内即愈”。《珍珠囊药性赋》云：“石膏治头痛，解肌而消烦渴。”配伍头痛要药川芎，芳香辛散上走清窍，更加入乳香、没药，合而有行气活血、祛风止痛的功效。取吹鼻用药，更能引药上行，迅速达病所而收效。

梁申教授学术继承人卢恩培副教授曾用上法治疗多例偏头痛，深感受益匪浅，对鼻渊头痛疗效亦佳。

（7）尿闭（前列腺肥大所致）

前列腺肥大是常见的老年病之一，多发于 50 岁以上男性。其临床主要症状为小溲频数，滴沥难尽，解而不爽，甚至产生尿闭。其病因尚未完全清楚，目前公认与性激素平衡失调有关。

祖国医学将其归属为“癃闭”的范畴。根据《黄帝内经》“气化则能出矣”“脾之已虚，中气不足，溲便为之变，气之不化，水液不行”的理论，中医认为癃闭证是由于各种原因导致膀胱气化不利所致，而其中肾气亏衰，膀胱气化不利是其基本的病机。肾中阴阳俱虚，主水功能失司，则膀胱虚冷，气化不利，开合失职，气虚血行郁滞，痰瘀互结，壅塞尿路，则变生诸症，属本虚标实。

梁申教授认为，临床所见前列腺肥大所致的癃闭证尤以湿热蕴积者居多，故以清化湿热，通利水道为治疗大法而治之，常获奇效。

典型病案

案例（卢恩培副教授诊治）：黎某，男，60 岁，1993 年 12 月 28 日初诊。患者小便不通 9 天。1993 年 12 月 19 日下午突然小便不通，下腹急胀，即到广西民族医院就诊。经检查，西医诊断为前列腺肥大。当即行插管导尿，用西药治疗（具体药物不详）。8 天后，小便仍不通，导尿管不能拔除，而到我科要求服中药治疗。刻诊：面容痛苦，身上插有导尿管，小腹胀满不适，大便硬结带血，舌红，舌苔黄腻，脉弦滑而数。患者素有支气管炎、痔疮，常咳嗽不止，痰多而黏，有时气喘，便结，痔血。根据脉证，中医诊断为癃闭。中医辨证：证属湿热互结下焦。治宜：清化湿热，通利水道。处方：

露兜簕 50g、楤木根 15g、大黄（后下）10g、枳壳 10g、白茅根 15g、车前子 10g、茵陈 15g。水煎服，每日 1 剂，（由于患者是抱着试试看的心情而来，故只取药 1 剂）。12 月 30 日下午二诊：患者自述服药的当天晚上，小便即通，自行将导尿管拔出，小腹胀满大减，大便通畅已不秘结，周身欣快。药已对症，守上方去大黄又进 3 剂，癃闭告愈。

按：本案例所治癃闭证，因湿热蕴积膀胱，膀胱气化失调，故小便闭而不通；湿热互结，气滞于下则小腹急胀；舌红、舌苔黄腻，脉弦滑数、便秘等证均为下焦积热之象。故应以清化湿热，通利水道为要。

此方是梁申教授用以治疗前列腺炎、前列腺肥大、急性泌尿系统感染等疾病常用的经验效方，临床施用，疗效甚为满意。组方如下：露兜簕 50g、楤木根 15g、白茅根 15g、车前子 10g、茵陈 15g、大黄 10g、枳壳 10g。方中露兜簕、楤木根、白茅根、车前子、茵陈清化湿热、通利水道，大黄攻下湿热，枳壳行气消胀，诸药合用，共奏清化湿热、通利水道之功。如此切中病根，故获药到病除之效。

2. 外科

（1）泌尿系统结石

泌尿系统结石病包括肾结石、输尿管结石、膀胱结石及尿道结石等，临床上以尿中时夹砂石，小便涩滞不畅，窘迫难忍，痛引少腹；或尿时中断，腰痛如绞，牵引脐中，达及外阴，尿中带血为主要表现。

泌尿系统结石属于祖国医学的“石淋”“砂淋”“血淋”的范畴。中医学对该病的认识，最早见于《诸病源候论·淋病诸候》：“石淋者，淋而出石也，肾主水，水结则化为石，故肾客砂石。肾虚为热所乘，热则成淋，其病之状……甚者塞痛合闷绝。”唐代《外台秘要》说：“石淋者，淋而出石也，其病之状，小便则茎里痛，溺不能卒出，痛引小腹，膀胱里急，砂石从小便道出，甚者塞痛，令人闷绝。”究其发病的病因病机，《素问·六元正纪大论》指出燥气偏胜时，可有“小便黄赤，甚则淋”；湿气偏胜时，会有“病中热胀，脾受积湿之气，小便黄赤，甚则淋”。《丹溪心法》说：“诸淋所发，皆肾虚而膀胱湿热也。”指出了泌尿系统结石乃由湿邪与热邪蕴结下焦，煎熬尿液，日积月累，尿中杂质结为砂石所致。本病病位在肾、膀胱及输尿管，其病因病机主要为肾虚和膀胱湿热两大因素。

梁申教授认为，泌尿系统结石病的成因应以膀胱湿热为要，故在其近60年的临床实践中，对该病的治疗，均注重清利湿热，尤其是在用药方面，常以广西民间草药露兜簕、楤木根为主，临床施用，疗效甚好。

典型病案

案例：李某，男，29岁，1991年5月30日初诊。患者右输尿管结石半年。患者因腰痛、尿痛、尿血，曾到某医院诊治。拍片检查：右侧输尿管下段有一不规则、大小约0.3cm×0.7cm的结石。经治疗而未愈。近来因服“消石素”，尿痛加剧，腰胀痛尤以右侧为甚，大便秘结如羊矢，3日解便一次，舌红，舌苔薄黄，脉数。中医辨证：证属湿热蕴结下焦。治宜：清热利湿，排石通淋。处方：露兜簕30g、楤木根15g、大黄10g（后下）。水煎服，每日1剂。3剂药后，腰痛消失，大便正常，但小便仍痛，舌红，舌苔薄黄，脉数。守上方去大黄，加金银花10g、野菊花10g。水煎服，日服1剂。3剂药后，一粒如黄豆大小的结石排出，诸症顿除。继服3剂以善后。

按：梁申教授用以治疗泌尿系统疾病的常用良药是露兜簕、楤木根两味广西民间草药。处方如下：露兜簕30g、楤木根15g。其中，露兜簕清热利水、化湿，楤木根散瘀、祛湿利尿，两药相须为用，则利水化湿之力倍增。凡湿热蕴结下焦所致的泌尿系统疾病，均有殊效。

此案例实乃湿热蕴结下焦所致，故用露兜簕、楤木根配攻下通便、泄热之大黄治疗。3剂药后，症状消退一半，为防大黄的攻伐太过，损及正气，故二诊时去大黄，加清热解毒之金银花、野菊花，使其热清湿祛。用药3剂后，最终收药到病除之效。

（2）急性乳腺炎

急性乳腺炎是乳房部位最常见的外科急性化脓性感染性疾病，往往发生于产后尚未满月的哺乳妇女，其中尤以初产妇更多见，发病常在产后第三周及第四周。临床以乳房局部结块、红、肿、热、痛，伴有发热，腋窝淋巴结肿大等症状为特征。急性乳腺炎的发生原因，除产后全身抵抗力下降外，尚有乳汁淤积和细菌侵入两大诱因。

祖国医学将其归属为“乳痈”的范畴，早在《外科正宗·乳痈论第二十六》就有详尽的论述：“初起红赤肿痛，身微寒热……已成焮肿，发热疼痛……已溃脓黄而稠，肿消疼痛渐止，四边作痒，生肌者顺。溃后脓水自止，肿痛自消，新肉易生，脓口易合者顺。”急性乳腺炎多因妇人新产，气血暴伤，肝失所养，疏泄失调，或暴怒忧郁，肝郁气滞，乳汁发生壅滞而结块，郁久化热，热胜肉腐为脓；或因产后恣食厚味，以致阳明积热，运化失司，胃热壅盛导致气血凝滞，乳络阻塞而发生痈肿。正如《外科正宗》所载："乳房阳明胃经所司，乳头厥阴肝经所属。乳子之母，不能调养，以致胃汁浊而壅滞为脓。又有忧郁伤肝，肝气滞而结肿……厚味饮食，暴怒肝火妄动结肿。"此外，产妇乳汁量多，乳头先天内缩畸形、乳络不畅或断乳不当等诸般原因均可致乳汁郁滞不得出，壅积不散，化火酿脓，也是引起此病的原因。可见，其基本病机为肝胃郁热，乳汁瘀积。

梁申教授认为，急性乳腺炎主要是由肝经之气、阳明之热相互郁结，致使经络阻塞，营气不从而发生。从经络学说来看，乳头属足厥阴肝经所主，乳房属足阳明胃经所主，肝胃郁热即易发为此病。故在治疗方面，梁申教授非常注重清热解毒、消肿散结的治疗方法。用药方面常注重内服、外敷相结合。尤其是梁申教授在治疗该病时的"放血"疗法，堪称一绝，常常收到血出痛止之效。

典型病案

案例（卢恩培副教授诊治）：王某，女，26 岁，1992 年 10 月 25 日初诊。患者右乳红肿疼痛 1 周。患者产后第二周，右乳红肿胀痛，高热，寒战。曾在自治区某大医院诊治，西医诊断为急性乳腺炎。经用抗生素、局部湿热外敷等，症无缓解而到我科诊治。刻诊：恶寒发热，右乳房外下缘红肿如鸭蛋大小，质硬，触之则疼痛难忍，痛不成眠，纳呆，大便硬结，舌红，舌苔黄厚，脉弦滑而数。根据脉证，中医诊断：乳痈。中医辨证：证属肝胃郁热。治宜：清热解毒，消肿散结。处方：蒲公英 15g、野菊花 15g、浙贝母 10g、青皮 6g、炒穿山甲 5g。水煎服，每日 1 剂。并给患者行"放血"疗法以泻热毒。"放血"疗法操作方法如下：在患者的背部相当于肺俞穴，找一病理反应点，即针头大小的红点，经酒精消毒后，用消毒后的三棱针或缝衣针将该红点的皮肤挑破，深约0.1cm，用左手的拇指、食指对穿刺点挤出1～2滴血，再用酒精进行皮肤消毒即可。1992年10月28日二诊：3剂药后，高热寒战已除，乳房局部红肿缩小如小鸡蛋大小，质变软，触之稍有疼痛，纳食增，已能入眠，大便正常。药已对症，守上方再服3剂，病告痊愈。

按：此方是梁申教授治疗急性乳腺炎之经验效方。全方组方如下：蒲公英15g、野菊花15g、浙贝母10g、青皮6g、炒穿山甲5g。方中蒲公英归肝、胃二经，功善清热解毒、消痈散结，为治乳痈要药；配伍野菊花以增强清热解毒之效；更加浙贝母泄热散结，炒穿山甲散结通乳、活血消肿，青皮破气散结，诸药合用，共奏清热解毒、散结消肿之效。兼用放血疗法以泻热散邪、清热化瘀，并具有一定的抗感染作用。急性化脓性乳腺炎的患者经此法治疗后，疼痛顿减，针药并用，缩短病程，疗效更佳。

梁申教授及其弟子卢恩培副教授用此法治疗多例急性乳腺炎患者，均获药到病除之效。

（3）慢性胆囊炎

慢性胆囊炎为临床外科常见病之一，现代医学认为细菌的侵袭或胆囊管阻塞是引发该病的主要原因，可由急性胆囊炎治疗不彻底迁延而来，也可因胆道蛔虫或胆道结石引起。其临床特征，主要表现为右上腹胀痛或阵发性绞痛，胆囊部压痛。

慢性胆囊炎属于中医“胁痛”“胃脘痛”“黄疸”等病证的范畴。概因饮食不节或情志不畅，而致使肝气郁滞，脾胃损伤，胆失疏泄而成。病后失治，日久则酿生湿热，脾胃虚弱，病程迁延，反复发作，时轻时重，缠绵不愈。本病的临床表现，《灵枢·胀论》指出："胆胀者，胁下痛胀，口中苦，善太息。"历代医家对本病的治疗均按"气滞""血瘀""湿热"等证型辨证施治。

梁申教授认为，"痰热"是慢性胆囊炎发生的重要原因，胆既属六腑，又属奇恒之腑，有"中清之腑"之称，其生理特点是"中清不浊""通降下行"，贮藏和排泄胆汁，以助饮食物消化。清胆热、化痰祛湿法以使"中清不浊"。因此，梁申教授自拟清胆化痰的"胆囊炎方"专治此病，疗效甚好。

典型病案

案例：邓某，女，50岁，1993年10月12日初诊。患者右胁胀痛3年，加重1周。患者3年来常发右胁胀痛，曾在某医院做肝胆B超检查，西医诊断为慢性胆囊炎。经多方治疗（具体用药不详），症无改变而到我科诊治。刻诊：胆囊部胀痛，压痛，向右肩胛处放射，胸闷纳呆，多梦，大便溏烂，舌红，舌苔黄腻，脉弦滑略数。中医辨证：证属痰热阻塞肝胆。治宜：清热化痰。处方：温胆汤加山栀子5g、郁金6g。水煎服，每日1剂。3剂药后，右胁胀痛减轻，纳食增加，已能入眠。治疗期间禁食油腻、防劳累、畅情志，以巩固疗效。上药再服9剂而病告退。

按：案例中患者经中医辨证，证属痰热阻塞肝胆。胆囊炎典型症状表现为胆囊部胀痛，压痛，向右肩胛处放射。胆气失于调畅，影响胆汁的贮藏与排泄，导致脾失健运，胃失和降，水谷消化吸收障碍，气血化源不足，故见纳呆、大便溏烂。痰热气滞不通，故胸闷。痰热内扰心神故失眠多梦。

舌红、舌苔黄腻、脉弦滑数均为痰热之象。

“胆囊炎方”是梁申教授治疗慢性胆囊炎之经验效方。全方组成：法半夏10g、橘皮10g、枳实10g、竹茹10g、茯苓12g、山栀子5g、郁金6g、生姜5g、大枣5g、甘草5g。该方由温胆汤加山栀子、郁金两味药物组成。其中温胆汤清胆和胃，理气化痰。方源自二陈汤，以半夏、橘皮为君，燥湿健脾，行气和中，而且有利于胆汁的排泄，促进炎症的吸收；竹茹为臣，清胆和胃，止呕除烦；佐以枳实理气化痰，使气顺则痰自消，茯苓健脾利湿，脾湿祛则痰不生；使以甘草，益脾和中，调和诸药，生姜、大枣和脾胃而兼制半夏之毒。在温胆汤的基础上加用山栀子清热利湿，郁金行气化瘀，以增强利胆作用。全方配伍，共奏清热利胆、化痰祛湿之效。

梁申教授常用此方治该病，确有良好的治疗效果。梁申教授仙逝以后，其学术继承人卢恩培副教授用此方治疗多例慢性胆囊炎患者，均获良效。

（4）坐骨神经痛

坐骨神经痛是指坐骨神经通道及其分布区的疼痛综合征，可分为原发性坐骨神经痛和继发性坐骨神经痛两种。原发性坐骨神经痛即坐骨神经炎；继发性坐骨神经痛主要由邻近结构病变（如腰椎退行性变、腰椎间盘突出症、梨状肌炎等）引起。前者的病因与受寒、潮湿、损伤以及感染有关。中医学认为是感受风寒湿热之邪或跌仆闪挫，以致经络受损，气血阻滞，不通则痛。久则筋肉失养，伴有相应肌肉萎缩。坐骨神经痛的临床常见表现为发病时患者首先感到下背部酸痛，腰部僵直感，以后逐渐加重而发展为剧烈疼痛，疼痛由腰部、臀部、髋部开始，向下沿大腿后侧、腘窝、小腿外侧和足背扩散。站立、弯腰、咳嗽、喷嚏等动作常使疼痛加剧。

原发性坐骨神经痛属于中医“腰痛”“痹证”“筋痹”“腰腿痛”等的范畴。中医学对原发性坐骨神经痛病因病机有清楚的认识。其病因病机以正虚受邪，虚实夹杂为特点，并与体质强弱、生活环境、气候条件等密切相关。肝肾不足、气血两虚为内在因素，病邪以风寒湿热之邪入侵，或瘀血、痰浊内停，经络气血阻滞不通为主。一般初起以邪实为主，病位多在经络；久病则正虚邪恋，虚实夹杂，除气血不足外，亦可损及肝肾。梁申教授认为，感受外邪是坐骨神经痛发生的主要病因。机体经络遭受外邪侵袭后，气血痹阻不通、筋脉关节失于濡养是本病的病机。

典型病案

案例1：黄某，男，33岁，1974年7月初诊。患者自诉左臀部疼痛并向左下肢放射，行走不便，动则痛剧，已有3个月。某医院西医诊断为坐骨神经痛，用西药治疗，效果不著。刻诊：口微苦，舌略绛，舌苔微黄，脉濡数。中医辨证：证属风寒湿阻，血热瘀滞。治宜：祛湿止痛、凉血化瘀。处方：生地黄、地榆、苦参、独活、牛膝各9g。水煎服，每日1剂，分3次服用。服药4剂后，疼痛消失，近期疗效满意。

案例2：黄某，男，58岁，1974年6月初诊。患者自诉左臀部疼痛连及下肢，有时放射至腰部，行走不便数月。某医院西医诊断为坐骨神经痛，曾服中药四妙汤，效果不著。刻诊：口时淡时苦，小便黄，舌微绛，舌苔黄，脉濡沉。中医辨证：证属风寒湿阻，血热瘀滞。治宜：祛湿止痛、凉血化瘀。处方：生地黄、地榆、苦参、独活、牛膝各9g。水煎服，每日1剂，分3次服用。服药5剂后，疼痛消失，近期疗效满意。

案例3：关某，男，44岁，1976年10月初诊。患者诉左侧臀部疼痛并向左下肢放射，行走不便，1年有余。某医院西医诊断为坐骨神经痛，经中西药治疗，无显效。刻诊：口苦，小便黄，左侧臀部疼痛并向左下肢足胫处放射，膝关节肿痛，行走略拐，舌绛瘀，舌苔薄黄，脉濡数。中医辨证：证属风寒湿郁，血热瘀滞。治宜：祛湿止痛、凉血化瘀。处方：生地黄、地榆、苦参、独活、牛膝各9g，臭牡丹根30g。水煎服，每日1剂，分3次服用。服药6剂后，痛止肿消，行走方便。

案例4：梁某，男，59岁，1982年8月初诊。患者自诉左臀部疼痛并向下肢放射，天气变化时痛剧，行走不便。某医院西医诊断为坐骨神经痛，经服药2个多月，病情如故。刻诊：纳呆，小便常黄，舌边稍绛，有瘀点，舌白略腻，脉濡缓。中医辨证：证属风寒湿重，郁久化热，血热瘀滞。治宜：祛湿止痛、凉血化瘀。处方：生地黄、地榆、苦参、独活、牛膝、苍术、石楠藤各9g。水煎服，每日1剂，分3次服用。服药6剂后，痛止，行走方便，舌苔白腻已退，惟仍纳呆，继续投健脾化湿方药3剂以善后。

按：坐骨神经痛多由风寒湿重、郁久化热、血热瘀滞导致。以上典型案例中5例患者均具有感受风寒湿外邪的致病因素，故治法当以祛风除湿、清热凉血、通络化瘀为主。

上方是梁申教授治疗坐骨神经痛之经验效方，其基本组成为生地黄、地榆、苦参、独活、牛膝各9g。梁申教授常用本方化裁治疗坐骨神经痛，确有良好的治疗效果。方中生地黄、地榆清热凉血；苦参导湿清热；独活、牛膝皆善下行，其中独活祛风除湿止痛，牛膝活血通络化瘀滞而止痛，二者为治腰以下风湿痹痛之佳品。以上病案中案例 1、案例 2 单纯用基本方治疗；案例 3 因膝关节肿痛，故加入臭牡丹根以增强苦参导湿清热消肿之功；案例 4 因舌苔白腻，天气变化痛剧，说明风寒湿较重，故加苍术、石楠藤以增强燥湿、祛风散寒之功。

3. 妇科

（1）月经不调

月经不调是妇科最常见的疾病之一，本病以月经的经期、血色、血量出现异常而得名。临床表现为月经周期或出血量的异常，或是月经前、经期时的腹痛及全身症状。现代医学认为月经不调的病因可能是器质性病变或是功能失常所致。许多全身性疾病如血液病、高血压病、肝病、内分泌病、流产、宫外孕、葡萄胎、生殖器感染、肿瘤（如卵巢肿瘤、子宫肌瘤）等均可引起月经失调。

祖国医学认为，月经的产生是天癸、脏腑、气血、经络协调作用于子宫的生理现象。而天癸不充，脏腑功能失调又是多种月经疾病的病理基础。月经周期出现异常者，称之为“月经不调”。中医认为月经不调可以归纳为月经先期、月经后期、月经先后无定期、月经过多或月经过少。但临床上往往不是单纯一种症状出现，如月经过多常与月经先期并见，月经过少常与月经后期并见。

梁申教授在其近 60 年的临床实践中，对月经不调的治疗，积累了丰富的经验。梁申教授认为，月经先期或月经过多的病机，以阴虚内热为常见。妇女属阴，以血为本，以血为用，由于妇女特殊的生理规律，常因经、孕、产、乳失血耗精，而形成阴液不足，阴虚生内热，血热内扰冲任而致。

正如朱丹溪提出的“阳常有余，阴常不足”。“阴常不足”即指肾阴、肝血之不足；“阳常有余”实是阴血亏虚所生之内热，而非阳气之有余。因此，对于月经先期或月经过多的治疗，常以滋阴养血、清退虚热为治疗大法。月经后期或月经过少的病因病机，常由久病失血或产后耗伤精血，或脾虚营血虚少；或先天不足、多产房劳耗伤肾精，肾虚冲任未充；或月经期过食生冷或感受寒冷，血为寒凝所致。因此，脾肾两虚、寒邪凝滞、气血运行不畅均可导致月经不能按期而潮或月经量少。而“肾虚血瘀”则是引起月经后期或月经过少的关键原因，治疗上宜采用先攻促经，活血化瘀兼补肾为治疗大法。月经先后无定期多因精神抑郁，情志不畅，环境改变，气血失和等引起。治宜舒情志，调起居，以疏肝解郁、理气和血为治疗大法。

典型病案

案例1：黄某，女，32岁，1990年5月19日初诊。患者每月行经2次已1年，每次行经4～5天干净，量少、色暗、伴腹痛。曾在某医院用四君子汤、四物汤等加减治疗，症无缓解而到我科诊治。刻诊：每月行经2次，昨日又月经来潮，量少色暗，腹痛，便稍结，尿黄，舌质干红，脉细数。根据脉证，中医诊断：月经不调。中医辨证：证属阴虚血热。治宜：养阴清热，凉血止血。拟清经散合两地汤加减化裁。处方：生地黄12g、熟地黄10g、牡丹皮6g、赤芍10g、炒山栀子6g、麦冬10g、青蒿15g、甘草6g。水煎服，每日1剂。3剂后，出血止，腹痛减，舌质已有水润。守上方继服6剂而病愈。随访半年，行经对期，每月1次，但时而量少，仍用上方加减治疗，至今未见复发。

按：案例1患者所病属于“月经先期”。若不及时治疗，可发展为崩漏。此方是梁申教授治疗阴虚血热所致的月经先期之经验效方。全方组成：生地黄12g、熟地黄10g、牡丹皮6g、赤芍10g、炒山栀子6g、麦冬10g、青蒿15g、甘草6g。该经验方由清经散（熟地黄30g、牡丹皮10g、地骨皮10g、白芍6g、青蒿10g、茯苓15g、黄柏6g）和两地汤（生地黄30g、玄参30g、白芍6g、麦冬10g、地骨皮10g、阿胶15g）加减化裁组成。清经散、两地汤均出自《傅青主女科》，治火旺水亏之经水先期。傅氏谓“火不可任其有余，而水断不可使之不足”，故清其热而经自调。其中清经散清热凉血、养血调经，两地汤滋阴清热。《傅青主女科评注》云：“两地汤妙在壮水以制阳光……全方不犯苦寒清热，重在甘寒养阴，育阴以潜阳，补阴以配阳，从而达到水盛而火自平，阴生而经自调之目的。”两方配合使用，既有“清火之品”，亦有“滋水之味”，使“火泄而水不与俱泄”，清热而不伤阴。方中生地黄、熟地黄、麦冬清血热而滋阴，牡丹皮、赤芍、青蒿清火热又凉血，炒山栀子凉血止血，甘草调和诸药，诸药合用，共奏清热养阴、凉血止血之功，而病向愈。现代药理学研究表明，生地黄有抗炎利尿、促进血液凝固、缩短出血时间的作用，并可提高机体的免疫功能；牡丹皮对子宫有明显的兴奋作用，可使其收缩增强；白芍对中枢神经系统、子宫平滑肌等有抑制作用。

案例2：黄某，26岁，广西梧州藤县人。1991年9月29日初诊。患者经期推后，愆期不至1年，曾在某医院诊治，症状无缓解而到我科诊治。刻诊：月经不通1年余，少腹急痛，腰胀，四肢倦怠无力，双脚怕冷，脉沉细，苔淡白。根据脉证，中医诊断：月经不调。中医辨证：证属肾虚瘀血。治宜：祛瘀血，通经水。处方：桂枝 9g、茯苓 9g、牡丹皮 9g、桃仁 12g、王不留行 12g、白芍 9g、川芎 12g。水煎服，每日 1 剂，加酒 1 两冲服。3 剂后，腹痛减，经通病愈。再以温补善后，健康如常。同时在治疗期间嘱其注意饮食起居，保持心情愉快，避免精神刺激，适度运动锻炼身体，随诊 6 个月，月经正常来潮。

按：案例 2 患者所病属于“月经后期”，因治疗不及时或失治，日久病深，后发展为“闭经”。此方是梁申教授治疗瘀血内停所致的月经后期、闭经之经验效方。全方组成：桂枝 9g、茯苓 9g、牡丹皮 9g、桃仁 12g、白芍 9g、王不留行 12g、川芎 12g。该方以桂枝茯苓丸加减化裁。桂枝茯苓丸源于张仲景《金匮要略·妇人妊娠病脉证并治》，为消瘀化癥、治疗瘀血留结胞宫之著名方剂。本方除了治疗癥瘕积聚外，梁申教授还喜用之治疗瘀血所致的月经不调，体现中医“异病同治”的论治特色。方中桂枝味辛甘而性温，温经通脉，使经血流畅；茯苓甘淡性平，渗湿健脾；白芍味酸苦而性寒，调营养血；牡丹皮味辛苦而性微寒，善化瘀血；桃仁性味苦甘平，活血散瘀通经。在上方的基础上加川芎以加强活血之功，加用王不留行助引血下行，经水自调。现代药理研究证实，桂枝茯苓丸是通过改善血液循环而达到调经的目的。

（2）带下病

带下病是妇科常见病、多发病，约占妇科门诊病例总数的 30%～40%，故俗有“十女九带”之说。其临床表现以妇女带下量、色、质、气味异常为特征，或伴有全身或局部症状。此病多见于现代医学的阴道炎、宫颈炎、盆腔炎及妇科肿瘤等疾病引起的带下增多症。带下病如不及时治疗，久则气血亏损，可致月经不调、腹痛、腰痛，甚则不孕等证。妇女生理发育成熟时期或月经前后，或妊娠初期，阴道可排出少量分泌物，无色透明，乃属生理现象。

带下病首见于《素问·骨空论》："任脉为病……女子带下瘕聚。"其病因主要从内、外两方面论述，一是由于脾、肾、肝等脏腑功能失调，损及任带两脉所致；二是外感湿毒浸淫带脉。《傅青主女科·带下》开篇即曰"夫带下俱是湿症"，前人多有"无湿不成带""脾不虚不成带""湿热下注而成带"之说。其病机错综复杂，脏腑功能失常是其发病的内在条件，而湿热邪毒则是致病的外因。若饮食不节，或思虑过多，损伤脾气，运化失常，水谷之精微不能上输以化血，反聚成湿，流注下焦，伤及任带，任脉不固，带脉失约而致带下病；素察肾虚，或恣情多欲，肾阳虚损，气化失常，寒湿不化，损及任带，或肾阳虚损，肾精不固，精液滑脱而为带下病；若怒气伤肝，肝郁气滞，郁久化热，或肝气犯脾，脾虚湿盛，湿热互结，流注下焦，损及任带二脉，约固无力，而发为带下病。经期产后，胞脉空虚，忽视卫生或房事不洁，或手术损伤，以致感染湿毒；或湿邪蕴久化热，酿成热毒证，流注下焦，而成带下病。梁申教授认同带下俱湿的理论，他认为无论是脏腑功能失调，还是湿热邪毒，最终均导致湿邪为患，湿多则带多，湿邪下注是带下病的主要病因。同时认为广西是湿热之气俱重的地区，湿邪为患，多挟热邪；当地人喜食辛辣肥甘厚味，易内生湿热；加之现代女性，多有人流手术创伤经历，湿毒乘虚而入，蕴而化热。湿热留恋是引起带下病最主要的病机。带下病的治疗历来有颇多论述，大多从脾虚、肾虚及湿热入手。梁申教授提出治带下应以祛湿热、利湿毒为主的治疗方法。他自拟的“带下方”对肝经湿热或湿毒所致的带下病，常获药到病除之效。

典型病案

案例：黄某，女，29岁，1991年4月13日初诊。患者自诉两侧少腹胀痛，带下量多而色黄、腥臭已半年余。曾在某医院做妇科检查，西医诊断左侧附件炎。经服中药、妇炎康等药物治疗，症无改变而到我科诊治。刻诊：两侧少腹胀痛，尤以左侧为甚，腰胀、腹痛、带下多而色黄、气味臭秽。已放环2年，月经周期正常，但经量多，常持续10天方净，经色红，有少量血块，尿白如猪油样，舌暗红，舌苔黄，脉濡数。根据脉证，中医诊断：带下病。中医辨证：证属湿毒下注。治宜：清热解毒、除湿止带。处方：“带下方”。组成：茵陈15g、黄柏15g、苦参10g、野菊花10g、白芷6g。水煎服，每日1剂。3剂药后，患者带下大减，腹痛、腰胀减轻，小便已清。药已对症，上方再服6剂，诸症悉除。

按：案例中患者经中医辨证，证属湿毒下注。概因湿毒内侵，损伤任带，带脉失约，任脉不固，秽浊之液下流所致。

“带下方”是梁申教授治疗湿毒带下或湿热带下之经验效方，临证应用，疗效卓著。全方组成：茵陈15g、黄柏15g、苦参10g、野菊花10g、白芷6g。方中黄柏长于清下焦湿热，配伍茵陈、苦参清热祛湿，野菊花清热解毒，白芷除湿止带。药虽5味，而专攻清热解毒、除湿止带，故病向愈。

梁申教授的学术继承人卢恩培副教授曾用此方治疗多例霉菌性阴道炎，症见外阴瘙痒，带下多，色黄，或带血丝、气味臭秽的患者，均获全效。

（3）产后恶露不绝

妇女分娩以后，子宫内膜会留下创面，胎盘排出后，胎盘附着处的内膜脱落并随血流一起从阴道排出，称为产后恶露。在正常情况下，血性恶露3～4天干净，3周内可完全排尽。若恶露持续20天以上仍淋漓不断者，称为“恶露不绝”或“恶露不止”。西医多称为“晚期产后出血”“子宫复旧不全”“胎盘胎膜残留”。产后恶露不绝为妇产科临床之常见病、多发病。近些年，临床上产后恶露不绝的发病率呈上升趋势。分析原因，多数患者有产前人流、药流、引产史，流产后未注意休息，感染、子宫内膜组织损伤，胎盘剥离面修复不良，加之剖宫产比例的增多，耗伤气血，失于调补所致。若产后恶露不绝，产后腹痛，日久可以导致贫血、缺乳，继发感染等不良后果。

祖国医学认为，产后恶露不绝的发生有情志所伤，起居不慎或六淫为害等不同病因，并与患者素体及妊娠、分娩、产后的特殊生理环境有关。其病机历代医家多有论述。《金匮要略·妇人产后病脉证并治》曰“产后七八日，无太阳证，少腹坚痛，此恶露不尽”，首开本病之辨证。《诸病源候论》之“产后崩中恶露不尽候”提出本病多由“虚损”或“内有瘀血”而来。清代《胎产心法》对其病因病机的论述较为全面，曰：“产后恶露不止……由于产时伤其经血，虚损不足，不能收摄，或恶血不尽，则好血难安，相并而下，日久不止。”又曰：“或过甚太暖，或因年力方壮，而饮食药饵大补过度，致火动病热，下血日久不止，此产后间有之实证。”《医宗金鉴·妇科心法要诀·产后门》曰：“产后恶露乃裹儿污血，产时当随胎而下……若日久不断，时时淋漓者，或因冲任虚损，血不收摄，或因瘀行不尽，停留腹内，随化随行。

当审其血之色，或污浊不明，或浅淡不鲜，或臭或腥，或秽，辨其为实，为虚而攻补之……”祖国医学对该病的治疗，多以恶露之量、色、质、臭气辨别寒、热、虚、实，历来按“气虚”“血热”“血瘀”三种证型辨证施治。

梁申教授在前人认识的基础上，结合自己的临证诊治经验，提出了“气虚血瘀”是发生本病的重要原因。妇人妊养胞胎，需消耗阴血；分娩时用力、出汗、产伤失血及产后哺乳又加重气血之损耗；气血亏虚，冲任不固，故世人皆曰“产后百节空虚”。气虚，因虚致瘀，瘀又伤正。探其治疗，正如《医学心悟·恶露不绝》所言：“产后恶露不绝……若瘀血停积，阻碍新血，不得归经者……先去其瘀而后补其新，则血经矣。”故梁申教授临床治疗该病常用自拟“益气化瘀方”。此方由生化汤加红参一味药组成。组成如下：当归、川芎、桃仁、炮姜、炙甘草、红参。其中，生化汤为治疗产后恶露不绝之名方，是明末清初傅山所著，载于《傅青主女科·产后篇》。生化汤重用当归补血活血、祛瘀生新，川芎为血中气药，既行气又活血，二药合用，正符合虚夹瘀之病机。桃仁活血祛瘀；炮姜入血分，既能温经散寒止血，又有温中止痛之妙用；炙甘草调和诸药。全方补中有消，行中有敛，起到活血化瘀、祛瘀止痛之功效。加入红参大补元气，益气摄血行血。诸药合用而共奏益气、化瘀、止血之功效。综观全方，补血行血而散瘀血，益气固脱而止血，扶正祛邪兼顾，祛瘀而不伤正，止血而不留瘀。故临床施用，疗效卓著。梁申教授指出：凡产后瘀块未除，疼痛未减，胞衣不下者，一般均可用此方随症加减治之。

典型病案

案例：藏某，女，26岁，1991年10月5日初诊。患者产后2个月，恶露不止。曾在广州多家医院治疗（具体治疗药物不详），症状无缓解，于近日返南宁探亲而到我科诊治。刻诊：恶露不止，量少，血色紫暗有块，小腹胀坠，面部及下肢浮肿，神倦懒言，舌暗，脉细涩。根据脉证，中医诊断：恶露不绝。中医辨证：证属气虚血瘀。治宜：益气活血、化瘀止血。处方：益气化瘀方。组成：当归10g、川芎6g、桃仁10g、炮姜5g、炙甘草6g、红参5g。水煎服，每日1剂。3剂药后，停止流血，浮肿消退，腹胀坠感减轻，精神大振。守上方再进3剂，诸症告退。

按：案例中患者经中医辨证为气虚血瘀证。因产伤失血及产后哺乳等因素影响，患者产后气虚无力固摄，故见产后恶露淋漓不止，量少。气虚无力推动血液运行，瘀血内阻，故见产后恶露色紫黯有块，不通则痛，故见小腹胀坠疼痛。舌暗，脉细涩均为瘀血之象。梁申教授用自拟"益气化瘀方"，以生化汤养血祛瘀、温经止痛，红参益气摄血、益气生血、益气行血，故药到病除。

现代药效学研究亦证明，生化汤有助于子宫内膜周期性更新与炎症消退，能促进子宫平滑肌收缩，有利于坏死蜕膜组织排出，从而起到加速子宫复原，减轻宫缩痛，止血消炎的作用，似药物刮宫之效，免除了刮宫术的疼痛。人参或其提取物对骨髓的造血功能有保护和刺激作用；人参皂苷Rb能使正常或贫血动物红细胞、白细胞和血红蛋白的含量增加；人参总皂苷可能通过直接或间接途径刺激巨噬细胞，促进其合成或分泌多种造血生长因子，从而促进各系统造血祖细胞的增殖分化，调节血细胞的发生；人参多糖有升高白细胞数量的作用，能够预防白细胞的减少。

（4）习惯性流产

习惯性流产是指自然流产连续发生3次或3次以上者。习惯性流产是临床常见病，其病因复杂，如遗传基因缺陷、生殖器官疾病、内分泌因素如甲状腺功能减退、免疫因素等，尚有一部分原因不明，其中以黄体功能不足和免疫因素最多见。西医治疗本病多按黄体功能不足，孕后给予孕酮或绒毛膜促性腺激素等治疗，疗效不甚满意，特别是对原因不明者疗效较差。

中医学将习惯性流产归属于“滑胎”“频惯堕胎”的范畴。认为本病原因复杂，涉及男女双方诸多方面，多系母体先天不足或后天受损致女精不健；或父体男精不壮；或因气血亏损，不能萌胎；或由素体阴虚，因妊娠益虚，内热伤胎，以致屡孕屡堕。诚如古人所言：“气血不足，故不能养胎，所以致胎数堕。”（巢元方）“堕胎太多，气血耗甚，胎失滋养，故频堕也。”（汪石山）其基本病机为肾虚受胎不实，冲任不固；或气血亏损，源流不继而致滑坠。临床治疗原则以补肾健脾安胎为主。肾气亏损者常选寿胎丸或补肾固冲丸以补肾安胎；气血亏损者常选泰山磐石散益气健脾、养血安胎。若临床兼血虚、气滞，或兼湿热者，有兼证则兼治。血虚而挟湿者，用当归芍药散；气滞者，用保产无忧方，均有效验。

梁申教授师古而不泥古，他从多年临床经验中发现，滑胎主要原因虽大多责之于肾虚、气血亏虚等，但在临床上常见滑胎患者数次怀孕失败后心理负担加重，情志紧张，若孕妇性情忧郁，则气机失调，肝之疏泄不畅。他赞同叶天士在其所著的《临证指南医案》中提出的观点："女子以肝为先天。"肝失条达，肝郁气滞而日久化火，触动肝火，肝不藏血，或肝火扰动相火，热灼胞胎而伤精，胎失濡养，发为堕胎。临床上可见不乏习惯性流产病例属肝胆火旺者，若不细心辨证论治，仅从补肾、益气血论治，不但无效，反而会很快流产。因此，治疗此类肝胆火旺型滑胎的病例，梁申教授强调临床一定不能为常法所困，确如属肝胆火旺者，可以大胆使用清泄肝火之龙胆泻肝汤加减治疗，临床效如桴鼓。

典型病案

案例1：梁某，女，26岁，农民，广西玉林县石南镇（现为玉林市兴业县石南镇）人。患者婚后6年，连续流产4次。每次怀孕后都服安胎丸，不但无效，反而加快流产。第五次怀孕后不再服安胎丸，孕后5月遂到我科诊治。刻诊：患者自诉口苦，脸色及眼球略黄，小便黄赤，舌边尖绛，苔黄滑，脉弦滑数，食欲正常。此次未服安胎丸，未见流产先兆。根据病史与脉证，中医诊断：滑胎。中医辨证：证属肝胆火旺。治宜：泻火安胎。处方：龙胆泻肝汤。组成：龙胆草6g、黄芩9g、山栀子6g、泽泻6g、车前子6g、木通5g、当归5g、柴胡3g、甘草3g、生地黄9g。水煎服，每日1剂。服3剂后，症状减轻。续服3剂停药。后足月顺产。此后再怀孕三胎，均足月顺产，再无流产发生。

案例2：李某，女，24岁，农民，广西田林县乐里乡人。患者结婚6年，连续流产3次。第四胎怀孕四个半月，服泰山磐石散3剂后，因流产先兆较明显，到我院我科诊治。刻诊：口苦，脸部及眼球深黄色，身累，白带较多，色黄而臭，舌苔厚黄，舌质边绛，脉弦滑数。根据脉证，中医诊断：滑胎。

中医辨证：证属肝胆火旺。治宜：泻火安胎。处方：龙胆泻肝汤。组成：龙胆草 6g、黄芩 9g、山栀子 6g、泽泻 6g、车前子 6g、木通 5g、当归 5g、柴胡 3g、甘草 3g、生地黄 9g。水煎服，每日 1 剂。服 3 剂后，症状减轻。再服 3 剂，诸症消失。后来足月顺产两个男孩（双胎）。

案例 3：严某，女，26 岁。患者结婚 6 年，连续流产 4 次，每次妊娠后必服安胎药，均未见效。第五次怀孕后到我院我科诊治。刻诊：口苦，面色及双目略呈黄色，小便黄赤，舌边绛，苔黄腻，脉弦滑数。根据病史与脉证，中医诊断："滑胎"。中医辨证：证属肝胆火旺。治宜：泻火安胎。处方：龙胆泻肝汤。组成：龙胆草 6g、黄芩 9g、山栀子 6g、泽泻 6g、车前子 6g、木通 5g、当归 5g、柴胡 3g、甘草 3g、生地黄 9g。水煎服，每日 1 剂。3 剂后，症状逐渐减轻。再服 3 剂，诸症消失，后足月顺产。

按：以上 3 个案例中的习惯性流产患者，多有口苦，"但见一症便是，不必悉俱"，中医辨证均属于肝胆火旺证，盖由 3 例患者均流产 3～4 次，数次怀孕失败，情志紧张，心理负担加重，肝郁气滞日久化火而致。梁申教授认为临床上如见此证，当以龙胆泻肝汤治之，可获奇效。除此之外，梁申教授还主张滑胎后重在调理。滑胎后调理得当可有效预防再次流产。除叮嘱患者药物调养外，同时还要注意劳逸结合，保持气血畅通，精神舒畅，怀孕次数不宜过频，须避免短期内再孕，间隔最好在 1 年以上，视身体恢复状况方可考虑下一次怀孕。

龙胆泻肝汤首载于元代李东垣《兰室秘藏》，后亦被载于《医宗金鉴》《医方集解》。全方组成：龙胆草 6g、黄芩 9g、山栀子 6g、泽泻 6g、车前子 6g、木通 5g、当归 5g、柴胡 3g、甘草 3g、生地黄 9g。功效为清肝胆实火，泻下焦湿热。主治肝胆实火上逆所致的目赤头痛、胁痛口苦、耳痛耳鸣以及肝胆湿热下注所致的小便淋浊、阴痛阴痒、囊肿、妇人带下等症。梁申教授对于肝胆火旺型习惯性流产也采用此方，体现了中医“异病同治”的特色。龙胆泻肝汤方中药物泻中有补、疏中有养，一般临床作用较为缓和。诚如吴谦所云：“用龙胆草泻肝胆之火，以柴胡为肝经引经药，以甘草缓肝急，佐以芩、栀、通、泽、车前辈大利前阴，使诸湿热有所从出也。然皆泻肝之品，若使病尽去，恐肝亦伤矣，故又加当归、生地黄补血以养肝。盖肝为藏血之脏，补血即所以补肝也。而妙在泻肝之剂，反作补肝之药，寓有战胜扶绥之义矣。”

龙胆泻肝汤内有木通，木通品种繁多，有关木通、白木通、川木通等不同品种。白木通市场上已稀有；关木通因其含马兜铃酸，有较强的肾毒性，易引起尿毒症，故已被 2005 年版、2010 年版《中华人民共和国药典》取消，现惯用川木通。《本草纲目》谓其犯胎，临床也有服用龙胆泻肝汤导致滑胎的病例报道，故木通用量不宜过大，剂量以 3～6g 为宜，或以通草代之。至于龙胆草的剂量，因其极苦寒，一般 6g 即可。总而言之，龙胆泻肝汤总属大苦大寒之剂，临床应用当中病即止，毋使过之，以免有伤正之虞。

4. 儿科

（1）小儿急性支气管炎

小儿急性支气管炎系因病毒或细菌等病原体感染所引起的支气管黏膜炎症，是儿童期的常见病和多发病，严重威胁小儿健康。小儿急性支气管炎为原发性或继发于急性上呼吸道感染，发病可缓可急，大多先有上感症状，咳嗽为主要表现，开始为干咳，以后有痰，如细菌感染，可吐黄痰。幼儿全身症状较重，可有发热，甚至发生呕吐、腹泻、腹痛等消化道症状。

祖国医学将其归属“咳嗽”范畴，依据其起病急、病程短的特点，故又归属于外感咳嗽范围。《河间六书·咳嗽论》曰：“寒、暑、燥、湿、风、火六气，皆令人咳嗽。”究其原因，梁申教授认为，小儿咳嗽的发生固然与五脏六腑皆有关联，但主要应责之于肺。因肺为娇脏，职司宣肃，一旦感受外邪，肺气郁闭，则失其宣肃之令。小儿形气未充，肌肤柔弱，肺卫不固，腠理不密，更因小儿寒暖不知自调，在气候多变之时，不能适应外界气候的变化，风邪尤易从口鼻或皮毛侵袭而犯肺卫。故小儿咳嗽应以外感者居多，多以风邪外束为发病的主要原因。故对于治疗小儿咳嗽的原则，应以疏散外邪，宣通肺气为主。

梁申教授认为，外邪侵袭肺系，导致肺失宣肃，肺气上逆，发为咳嗽。考虑到小儿为“纯阳之体”，稚阴稚阳，易患热病，加之小儿素体营养过剩，感受外邪后易从热化，故临床易表现为风热之证。结合多年的临床实践，对于小儿急性支气管炎的治疗应以疏散上焦风热、宣肺止咳为主。梁申教授自拟“支气管炎方”，主要起到疏风清热，宣肺止咳的功效，临证施用，颇有效验。

典型病案

案例：韦某，女，1岁4个月，1993年6月16日初诊。患儿咳嗽流涕6天，曾往某医院诊治，西医诊断为急性支气管炎。用中西药治疗（具体用药不详），症状无缓解而到我科诊治。刻诊：咳嗽，有痰声，尤以早起咳剧，流浓涕，咽部潮红，心（—），两肺呼吸音粗。根据脉证，中医诊断：风热咳嗽。乃由风热犯肺，肺气不宣所致。治宜：疏风清热，宣肺止咳。处方：支气管炎方。水煎服，每日 1 剂。服药 3 剂后，邪退病愈。

按："支气管炎方"系梁申教授治疗外感咳嗽、小儿急性支气管炎常用的经验效方，临床施用，疗效卓著。此方由桑菊饮加减化裁而成。全方组成：桑叶 6g、菊花 6g、桔梗 3g、杏仁 3g、连翘 5g、薄荷 5g、芦根 6g、甘草 3g、枳壳 3g、鱼腥草 10g、七叶一枝花 6g。其中，桑菊饮出自《温病条辨》卷一，为辛凉解表之剂，功效宣肺止咳、疏风清热，常用于外感风热、咳嗽初起之证。《素问・至真要大论》云："风淫于内，治以辛凉，佐以苦甘。"桑菊饮从"辛凉微苦"方法，以清轻宣散之品疏散风热以清头目，以苦辛宣降之品理气肃肺以止咳。方中桑叶味苦寒而兼甘润，善清透肺络之热；菊花质轻可清散上焦风热，二者并作君药。芳香辛凉之薄荷，助桑叶、菊花散上焦风热；桔梗、杏仁，一升一降，解肌肃肺以止咳，共为臣药。连翘清透膈上之热，芦根清热生津止渴，共为佐药。甘草调和诸药，为使药。现代药理研究亦证实，本方能促进呼吸道分泌、稀释痰液，具有抗菌消炎、祛痰平喘、止咳之药效。"支气管炎方"是在上方基础上加用枳壳、鱼腥草、七叶一枝花组成，其中枳壳行气化痰，鱼腥草清肺止咳，七叶一枝花清热解毒。诸药配合，共奏疏风清热，宣肺化痰止咳之功。

梁申教授学术继承人卢恩培副教授在跟师实践或独立应诊时，常用"支气管炎方"治疗，少则一两剂，多则五六剂，每获佳效。此方药味不繁，无贵重之品，价格低廉，用之既缩短了疗程，又为患者节约了医疗费用。

（2）小儿支气管哮喘

小儿支气管哮喘是由多种细胞（如嗜酸粒细胞、肥大细胞、T淋巴细胞等）参与的气道慢性炎症，是小儿时期常见的疾病。临床以发作时喘促气急，喉间痰鸣，呼气延长，严重者不能平卧，呼吸困难，张口抬肩，唇口发绀为特征。本病是气道反应性增强的慢性炎症过敏性疾病，患者对外界或体内某些因素敏感，致使支气管痉挛而产生哮喘症状。

祖国医学将此病归属为“哮证”“喘证”“哮喘”的范畴。在祖国医学文献中，哮与喘是两个既有关联，又有不同的病症。《医学正传》说“哮以声响名，喘以气息言”，这是对哮与喘在症候上的区分。小儿支气管哮喘常表现为“哮必兼喘”，故通称哮喘。“哮喘”病名最早见于《丹溪心法》。《幼科发挥·哮喘》云：“小儿素有哮喘，遇天雨而发者……发则连绵不已，发过如常，有时复发，此为宿疾，不可除也。”认识到本病有反复发作，难以根治的临床特点。

究哮喘的发病原因，梁申教授认为不外乎有内因和外因两个方面，内因是发病基础，主要指“伏痰”，它的形成与小儿体质有关。哮喘的发生和发展不同于其他肺经疾病，主要由于伏痰的存在，《景岳全书》称之为“夙根”，《证治汇补》称之为“胶固之痰”，名异而实同。在哮喘缓解时，伏痰可以留于膈上（《金匮要略·痰饮篇》），或藏匿于肺膜之下（《时方妙用》），一旦感邪，即可触动伏痰，反复发作，痰饮贯穿于小儿哮喘发病的始终，故前贤有“无痰不成哮”之说。梁申教授认为，临床治疗小儿支气管哮喘应以化痰为主，“从痰治喘”是治疗小儿哮喘发作的关键环节。其中，在治疗因热痰引起的小儿哮喘病时，自创“哮喘丸”清热化痰，止咳平喘，常获特效。

典型病案

案例1：邓某，男，9岁，1993年11月5日初诊。患儿咳嗽气喘反复发作4年余。易感冒，每感冒则咳嗽气喘，痰多，曾在某医院西医诊断为支气管炎、支气管哮喘。多次在该院住院治疗，症状缓解而出院，但出院不久咳喘又发，病程缠绵不愈。1993年11月3日，患儿又感冒流涕，咳嗽，气喘，体温正常，往某医院就诊，院方建议住院治疗。家长担心影响小孩学习，不同意住院，遂到我科诊治。刻诊：面色稍红，但体温不高，剧咳，气紧气喘，咳痰重浊，两肺可闻及湿啰音和哮鸣音，大便稍硬，舌红，舌苔黄腻，脉濡数。根据脉证，中医诊断：哮喘。中医辨证：证属痰热郁肺，肺气不宣。治宜：清热化痰，止咳平喘。处方：“哮喘丸”合桑菊饮。具体用法：水煎桑菊饮，并冲服“哮喘丸”2g，每日1剂，分2次服。3剂药后，咳嗽减轻，痰少，两肺湿啰音及哮鸣音减少。药已对症，效不更方，原方再服6剂，两肺湿啰音及哮鸣音消失，咳嗽气喘停止而告愈。

案例2：黎某，男，5岁，1991年4月10日初诊。患儿咳喘反复发作2年余。尤以感冒易发，在某医院西医诊断为支气管炎合并哮喘。虽经多方治疗（具体用药不详），仍反复发作。两天前因感寒，又流涕、咳嗽、气促、气紧而到我科诊治。刻诊：体温正常，咳嗽，气紧气喘，两肺闻及哮鸣音，偶闻干啰音，呼吸音增粗，大便稍硬，舌红苔薄黄，脉数。

根据脉证，中医诊断：哮喘。中医辨证：证属痰热壅肺。此乃风寒犯肺，郁而化热，肺气壅闭不宣。治宜：宣肺清热，止咳平喘。处方："哮喘丸"。具体用法："哮喘丸"每次服1g，日服2次，温开水送服。3剂药后，咳喘消失，病告痊愈。

按："哮喘丸"是梁申教授治疗小儿哮喘之经验效方、秘方，起到宣肺清热，止咳平喘之功。梁申教授的学术继承人卢恩培副教授在跟师实践或独立应诊中，用此秘方先后治疗小儿哮喘患者上百例，疗效卓著。

（3）小儿流行性腮腺炎

流行性腮腺炎是由腮腺炎病毒引起的急性全身性传染病，最常见的是腮腺的非化脓性肿胀和疼痛。冬末初春是发病的高峰季节。该病多发于学龄前或学龄期儿童，个别成人也可发病，且症状和并发症较儿童严重。该病通过飞沫传播或直接接触被感染者唾液污染的物品而传染。患病后可获得持久性免疫力。

祖国医学称该病为"痄腮"，其发病系因感受风温邪毒，肠胃积热，热邪壅阻少阳经脉，郁而不散，结于腮部所致。梁申教授认为，该病应以清热解毒、消肿散结立法，用自拟方内外并治，屡获良效。

典型病案

案例：滕某，男，5岁6个月，1991年6月8日初诊。其父代诉：恶寒发热2天，耳下腮部肿胀1天。患儿2天前恶寒发热，体温38.5℃，在某单位卫生所用西药治疗（具体用药不详）后，体温降至37℃，恶寒减轻。昨日开始，患儿双侧腮部肿胀，隐隐作痛，咀嚼不便。该卫生所诊断为流行性腮腺炎，拟用西药治疗，其母不同意，遂到我科诊治。刻诊：双侧腮部肿大，以耳垂为中心漫肿，边缘不清，范围约 2cm×3cm，压痛，张口咀嚼疼痛加重，咽喉潮红，舌红，舌苔黄，脉弦滑数。根据脉证，中医诊断：痄腮。中医辨证：证属风温邪毒壅阻少阳，结于腮部。治宜：清热解毒。处方：三姐妹 50g。浓煎 50mL，外搽患部，日搽 4 次。1991 年 6 月 10 日二诊：药后已不恶寒，腮肿稍减，但体温又升至 38℃，舌红，舌苔黄干，脉弦滑略数。此乃毒邪深入之证，非外治所能奏效。故除外治用药同上外，内服亦取清热解毒、消肿止痛为法。处方：三姐妹 20g、山芝麻 15g、野菊花 10g、甘草 6g。水煎服，每日 1 剂。3 剂药后，诸症消失。

按：本案例患者经中医诊断为"痄腮"。因温毒所致，邪从口鼻而入，壅阻少阳经脉，郁而不散，结于腮部。足少阳之脉主半表半里，邪入少阳，外与阳争，内与阴搏，故始见恶寒发热；足少阳之脉起于目外眦，上抵头角下至耳后，绕耳而行。邪入少阳，经脉壅滞，气血运行受阻，故耳下腮颊漫肿作痛，咀嚼不便。治宜：清热解毒。故梁申教授在首诊时重用三姐妹浓煎外搽。外搽 2 天后，虽然腮肿稍减，恶寒消除，但患儿体温又升至 38℃，且舌苔黄干，此乃毒邪深入，非外治所能奏效，故二诊采用内外同治。方中三姐妹、野菊花清热解毒，山芝麻疏散退热、解毒消肿，甘草缓急止痛。全方合用，药虽四味，但清热解毒、消肿止痛之力甚强。药少而精，而见奇效。

（4）小儿泄泻

小儿脏腑娇嫩，形气未充，肠胃功能薄弱，因此，泄泻是小儿最常见的疾病。该病常年都可发生，而以夏秋两季多见。因其自身稚阴稚阳的生理特点而较成人多发。主要临床表现为大便次数增多，粪质稀薄或水样，但无脓血和里急后重等。小儿泄泻多由外感六淫、内伤饮食、脾胃虚弱导致运化失常所致。泄泻久甚，易耗伤气液，甚至出现伤阴伤阳的重证、变证。

关于泄泻的描述最早可追溯至《黄帝内经》，皆以“泄”名之，如飧泄、濡泄、洞泄、溏泄等。泄泻病名起于宋代，并沿用至今。关于小儿泄泻的病机，《诸病源候论·小儿杂病诸候》阐述：“小儿肠胃嫩弱，因解脱逢风冷，乳食不消而变生吐利也。”首先谈到小儿泄泻与易感外邪、脾胃虚弱有关。《幼幼集成》亦云：“夫泄泻之本，无不由于脾胃。盖胃为水谷之海，而脾主运化，使脾健胃和，则水谷腐化，而为气血以行荣卫。若饮食失节，寒温不调，以致脾胃受伤，则水反为湿，谷反为滞，精华之气，不能输化，乃致合污下降，而泄泻作矣。”由此可见，小儿泄泻发生的原因以感受外邪、内伤饮食、脾胃虚弱为多见。其病变主要在脾胃。因胃主受纳腐熟水谷，脾主运化水湿和水谷精微，若脾胃受病，则饮食入胃之后，水谷不化，精微不布，清浊不分，合污而下，致泄泻。

梁申教授认为，小儿泄泻临床辨证分型虽多，但以湿热泄泻者居多。总结近60年的临床实践经验，梁申教授研制出专治小儿泄泻的“肠炎粉”。功效：清湿热，止泻痢。主治：急性肠炎、慢性肠炎（热型）、急性肠胃炎。临床应用，其效如神。

典型病案

案例1：古某，男，75天，1991年9月23日初诊。患儿腹泻2月余。患儿出生至今肠胃一直不好，日泻大便3～8次不等，开始时，泻如蛋花汤样，有泡沫，后泻如水样，带不消化食物残渣。曾在某医院治疗1个月余（具体用药不详），症状无缓解而到我科诊治。刻诊：腹泻，日5～6次，水样便，便中夹有不消化食物残渣，口腔糜烂，烦躁哭闹，纳呆，肛门大红，尿黄，指纹紫暗。中医诊断：泄泻。中医辨证：证属湿热泄泻。治宜：清热利湿。处方："肠炎粉"6g，每次1g，每日2次，以温开水1匙调服。服药后病愈。

案例2：刘某，女，2岁，1993年11月3日初诊。患儿当日下午7时突发上吐下泻，体温升高至39℃，1小时之内泻下5次，大便水样带食物残渣，吵闹不休，肛门大红，指纹暗红。中医诊断：泄泻。中医辨证：证属湿热泄泻。治宜：清热利湿。处方："肠炎粉"6g，每次1g，每日2次，以温开水1匙调服。服药3次后，高烧退，吐泻止而诸症消退。

案例3：韦某，女，3岁，1992年9月17日初诊。患儿腹泻半个月，日泻6～8次，泻下如蛋花汤样，时带粉红色，有泡沫，有黏液，曾用西药治疗（药物不详），症状无缓解而到我科诊治。刻诊：烦躁不安，肛门大红，舌红，舌苔淡黄厚腻，指纹紫暗。中医诊断：泄泻。中医辨证：证属湿热泄泻。治宜：清热利湿。处方："肠炎粉"6g，每次1g，日2次，以温开水1匙调服。服药2日后，日泻2次，无黏液，肛门红的范围缩小。守上药再服2日，诸症告退。

案例4：黄某，女，3个月，1992年4月21日初诊。患儿腹泻1月余，日泻6～8次，呈水样便，便中夹有不消化食物残渣，时有泡沫，多汗，烦躁，纳呆，尿少，曾在某省级医院住院治疗半个月（具体用药不详），症状无缓解而到我科诊治。刻诊：面黄消瘦，烦躁，肛门大红，舌红，舌苔厚腻，指纹紫暗。中医诊断：泄泻。中医辨证：证属湿热泄泻。治宜：清热利湿。处方："肠炎粉"6g，每次1g，每日2次，以温开水1匙调服。用药3日，诸症悉除。

按：自古儿科被称为"哑科"，被认为是难上之难，其最突出的就是诊断难。由于3岁以下小儿的形体未充，气血稚弱，以及诊病时每多啼哭，不能自述，故婴幼儿诊脉的意义不大。小儿指纹望诊法的应用正是对"四诊"不足的补充。历代医家从小儿指纹（食指桡侧浅静脉）的充盈度和颜色变化来观察病情轻重和疾病的属性等。《幼幼集成》概括提出小儿指纹的诊断：以浮沉分表里，红紫辨寒热，淡滞定虚实，三关测轻重。正常指纹红黄相兼，隐现于风关之内，不浮不沉。鲜红色多是外感热病初期，紫红色为高热，青蓝色主惊风（神经症状）或腹痛。梁申教授牢记前人遗训，在临床上十分注重小儿指纹望诊，并四诊合参，然后审因论治。以上4例腹泻患儿察指纹均为紫暗，结合其余诸症，可明确诊断此腹泻因湿热中阻所致。

"肠炎粉"是梁申教授治疗腹泻之经验效方、秘方。梁申教授学术继承人卢恩培副教授在跟师实践或独立应诊时，用此秘方先后治疗湿热腹泻的患者上百例，疗效卓著。

（5）小儿遗尿

遗尿又称遗溺，俗称尿床，是指3岁以上小儿除器质性病变外，不能自主控制排尿，夜间或白天在睡眠中小便自遗，醒后方觉的一种病症。患儿遗尿少则数夜一次，多则一夜数次，具有睡眠深沉、不易唤醒的特点。

古代医籍对本病的记载颇多，如《素问·宣明五气篇》

曰："膀胱不利为癃，不约为溺。"《灵枢·九针论》说："膀胱不约为遗溺。"《针灸甲乙经》说："虚则遗溺。"《诸病源候论·遗尿候》指出："遗尿者，此由膀胱有冷，不能约于水，故也。"《幼幼集成》云："睡中自出者谓之尿床，此皆肾与膀胱虚寒也。"后世医家对小儿遗尿大多认为是肾气不足、下元虚寒或者病后体虚所致。故历代医家多从肾虚、膀胱失约着眼，多采用培元补肾、温肾固涩之治法。

梁申教授认为，上述理论尚不能完全概括小儿遗尿之病因病机，而《丹溪心法》的小儿"肝常有余"之说颇有见地。他在长期的临床实践中注意到，小儿为纯阳之体，其性贪玩好动，肝气呈旺。凡肝阴不足、阴虚火旺，肝热郁而不解，或肝经湿热下注，蕴结膀胱，膀胱气化功能失常而发生遗尿者为数众多，他认为"肝旺"也是导致遗尿的一个重要原因。因此，梁申教授在近 60 年的实践中，常采用清肝平肝之法，自拟"热型遗尿方"，临床施用，疗效显著。

典型病案

案例：李某，男，11 岁半，1991 年 2 月 7 日初诊。患儿遗尿数年。每晚 1 次，有时 2～3 个晚上 1 次，虽经多方治疗，效果不显，而到我科诊治。刻诊：近 1 周来，每晚遗尿 1 次，量多，平素好动，爱发脾气，纳可，大便硬，舌红，舌苔黄，脉弦数。根据脉证，中医诊断：遗尿。中医辨证：证属"肝旺"。治宜：清热平肝。处方："热型遗尿方"。组成：菊花 10g、川楝子 10g、石决明 20g（打碎先煎）、山栀子 5g、白芍 10g、麦冬 10g、甘草 5g。水煎服，每日 1 剂。1991 年 2 月 11 日二诊：遗尿已止，稍烦躁，舌苔薄黄，脉数。药已对症，原方再进 5 剂。1991 年 2 月 21 日三诊，服药后至今无遗尿，大便正常，烦躁大减，舌苔薄白，脉略数。为巩固疗效，上方又进5剂，病告痊愈。

按：小儿遗尿，责之于下元虚寒者居多，然“肝旺”也是造成小儿遗尿的重要原因。本病例中患儿平素好动，爱发脾气，可见肝火偏旺。肝火内扰膀胱，膀胱气化功能不利，故见遗尿。施以梁申教授的“热型遗尿方”治之，清肝热，泻肝火，肝火平而膀胱气化无扰，故获良效。全方由菊花、川楝子、石决明（先煎）、山栀子、白芍、麦冬、甘草等药物组成。其中菊花、川楝子、石决明清热平肝；山栀子清三焦之热，导热下行；白芍平肝敛阴；麦冬清热养阴；甘草调和诸药。诸药合用，共奏清热平肝、敛阴止遗之效，故病向愈。

（6）小儿疝气

现代医学认为，疝是人体组织或器官一部分离开了原来的部位，通过人体间隙、缺损或薄弱部位进入另一部位。临床分为腹股沟直疝、腹股沟斜疝、股疝、脐疝、白线疝、切口疝、嵌顿疝、绞窄疝等十余种。现代医学对该病的治疗，往往采用手术修补法。

疝，自古以来中医就有比较清楚的认识。《黄帝内经》中就有冲疝、狐疝、㿗疝、厥疝、瘕疝、贲疝、癃疝等七疝的记载。张仲景的《金匮要略·腹满寒疝宿食病脉证并治》论述了寒疝的病因病机、症候及治法。其后，历代医家对疝气的成因、症状与治疗多有阐发。王冰在《素问·大奇论》注中曰：“疝者寒气凝结之所为也。”指出疝气的病机为寒邪侵犯，气机不畅。《诸病源候论》谓：“疝者痛也。”道出了疝气的主要症状表现。金元四大家之一的张子和说“诸疝皆属于肝”，《医宗金鉴·卷五十四·疝证门》言：“诸疝厥阴任脉病……胎症多因禀赋病。”认为本病病位在肝，发病与先天禀赋不足有关。《儒门事亲·疝本肝经宜通勿塞状十九》论“疝”时谈到：“或小儿亦有此病，俗曰疝气，得于父已年老，或年少多病，阴痿精怯，强力入房，因而有子，胎中病也。”此处明确指出小儿疝气与先天禀赋不足有关。因此，小儿疝气的发病，因先天禀赋不足，后天脾失健运，中气虚弱，气虚下陷，提举无力所致。对于疝气的治疗，明代张景岳提出“治疝必先治气”的观点。

梁申教授认为，小儿疝气的发生主要是因中气不足，气虚下陷所致。小儿脏腑娇嫩，形气未充，若后天失调，易致气虚，气虚即功能的减退，泛指人体脏腑、经络、肌肉、血脉的生理机能低于正常，当然也就包括了腹壁强度降低这一局部机能在内，故而气虚下陷发此病。因此，治疗小儿疝气时，宜以补后天、扶正气为上策，自拟治疝气验方一服，以黄芪、升麻组方，补中益气、升举阳气，通过补气，增强腹壁的强度，使缺损的腹壁得到修复（因小儿形气未充，存在自我修复的机能），从而使小儿疝气得以痊愈。临床施用此方，日服1剂，7天为1个疗程，一般3～5个疗程即可痊愈。

典型病案

案例1：李某，男，5岁，1993年1月29日初诊。患儿左侧阴囊肿大一年半。患儿3岁半时突然出现左侧阴囊肿大，尤以哭闹、跳动、咳嗽之时或下午易发，卧时或手推可入腹。在某医院诊治，西医诊断：腹股沟斜疝。经多方治疗，症状如旧，院方拟手术治疗，家属不同意，遂到我科求诊治疗。刻诊：左侧阴囊处肿大如鸡蛋，肿块加大时如鸭蛋大，质稍硬，多在下午、哭闹、跑动时肿块加大，卧时肿块全消，面色稍苍白，精神不振，食欲缺乏，大便正常，舌淡，苔薄白，脉细。中医辨证：证属中气不足，气虚下陷。治宜：补中益气。处方：黄芪15g、升麻10g、鲜瘦猪肉30g。用法：先加水适量将前2味药煎成200mL药液，再用上述药液煮瘦猪肉，以肉熟为度，然后分3次服，食肉饮汤，每日1剂。一诊时，给药15剂，在服完第7剂药时，肿块变软，肿胀减轻，肿块缩小，服完15剂药后，疝肿全消，纳食大增，面色红润，精神佳。为巩固疗效，原方再服15剂，至今未见复发。

案例2：吴某，男，8岁，1993年4月20日初诊。患儿右侧阴囊肿大近2年。初起时囊内似有肿物如小鸡蛋大小，质稍硬，尤其是哭、跳动、咳嗽和天热，以及下午易发，卧时或手推可入腹。在某省级医院、某医学院附院诊治，西医诊断为腹股沟疝。中西药治疗后，症状如旧，院方拟手术治疗，家长不同意。近1个月来，囊内肿物增大如鸭蛋大，胀痛，遂到我科求诊治疗。刻诊：右侧阴囊肿大似鸭蛋，质硬、胀痛，哭闹、下午、跳动时肿剧，卧时肿块可缩小，有时全消，面色苍白，精神欠佳，纳食一般，大便正常，舌苔薄白，脉细。中医辨证：证属中气不足，气虚下陷。治宜：补中益气。处方：黄芪15g、升麻10g、鲜瘦猪肉30g。用法：先加水适量将前2味药煎成200mL药液，再用上述药液煮瘦猪肉，以肉熟为度，然后分3次服，食肉饮汤。每日1剂，7天为1个疗程。1个疗程后，肿块变软缩小如小鸡蛋大小，胀痛顿减。药已对症，上方又服2个疗程，肿块全消，纳增、精神好，面色红润。为巩固疗效，以期根治，上方再进7剂，半年后追访，未见复发。

案例3：莫某，男，4岁，1993年4月10日初诊。患儿左侧阴囊肿大1年。囊内似有肿状物如鸡蛋大，尤以哭闹、跑动、咳嗽时易发，卧时或手推可入腹，曾在桂林某医学院、某省级医院诊治，西医诊断为腹股沟斜疝。经中西药治疗(具体用药不详)，症状无缓解，院方拟手术治疗，家属不同意，遂到我科诊治。刻诊：面黄肌瘦，食欲缺乏，囊内肿物似鸡蛋大，肿块增大如鸭蛋，质稍硬，胀痛，无呕吐，大便正常。舌质淡，舌苔薄白，脉弱无力。中医辨证：证属中气不足，气虚下陷。治宜：补中益气、升阳举陷。处方：黄芪15g、升麻10g、鲜瘦猪肉30g。用法：先加水适量将前2味药煎成200mL药水，再用上述药液煮瘦猪肉，以肉熟为度，然后分3次服，食肉饮汤。每日1剂，7天为1个疗程。3个疗程后，家人告之疝肿全消，纳食大增，面色红润而痊愈。

按：此方是梁申教授治腹股沟疝之常用验方。该方组方精练，疗效独特，实为治该病不可多得之良方。全方组成：黄芪15g、升麻10g、鲜瘦猪肉30g。用法：先加水适量将前两味药煎成200mL药液，再用上述药液煮瘦猪肉，以肉熟为度，然后分3次服，食肉饮汤。该验方能使下陷之气得以上升，故能奏效。方中黄芪用量独重，意在补后天、益气升阳举陷；辅以升麻升阳举陷，加强黄芪升举阳气之功。2味药合用则补气升阳之力倍增，如此切中病机，配伍得当，使中气复位，上提止坠，故获全效。尤其值得一提的是要配鲜瘦猪肉，瘦猪肉味甘咸、性平，入脾、胃、肾经，具有益脾胃、补虚乏之功效。俗话说："药补不如食补。"通过药食两补的方法，既方便小儿服用，又达到补益正气之目的。梁申教授学术继承人卢恩培副教授采用此方先后治疗多例经各级医院确诊为腹股沟疝气而需手术的患儿，年龄最大的10岁，最小的3岁，病程最长的3年，最短的1年多，用此方治疗后，均获药到病除之效。

二、奇难杂症

梁申教授学验俱丰，精于中医四诊，善辨疑难病症，治疗奇难杂症，屡获奇效，现精选部分典型病例与同道分享。

1. 糖尿病

糖尿病是由遗传因素、免疫功能紊乱、微生物感染及其毒素、自由基毒素、精神因素等等各种致病因子作用于机体导致胰岛功能减退、胰岛素抵抗等而引发的糖、蛋白质、脂肪、水和电解质等一系列代谢紊乱综合征，临床上以血糖高为主要特点，典型病例可出现多尿、多饮、多食、消瘦等表现，即“三多一少”症状。糖尿病西医分型，分为Ⅰ型糖尿病和Ⅱ型糖尿病。

糖尿病，中医并无此名，根据临床表现，将其归属于“消渴病”的范畴。我国最早的医书《黄帝内经》中就记载了“消渴症”这一病名。汉代名医张仲景《金匮要略》之消渴篇对“三多”症状亦有记载。究其病因病机，糖尿病多因禀赋不足、饮食失节、情志失调及劳欲过度等导致发生。素体阴亏、五脏柔弱，尤其是肺、脾胃、肾虚弱。其发病以阴虚热盛为主，病程日久，耗气伤阴，气阴两虚，晚期阴损及阳，乃阴阳两虚而出现诸多变证。该病病程漫长，治疗颇为棘手。

临床治疗方面，传统的中医治疗糖尿病是根据临床症状进行“三消论治”。金代刘完素在《三消论》中按糖尿病“三多一少”的多寡、轻重，将消渴病分为上、中、下三消，与不同脏腑对应，代表不同病变阶段。上消，以肺燥为主，临床表现以多饮烦渴为突出；中消，以胃火炽盛为主，临床表现以善渴、易饥、多食较为突出；下消以肾虚火旺为主，临床表现以尿频量多，甚至饮一溲一，小便稠浊较为明显。

梁申教授认为，在糖尿病的发生发展过程中，气和津液的病理变化是发病的始动因素，也是糖尿病病机的动态演变规律的决定性因素，贯穿于疾病的始终。由气损到津伤，由津伤到燥热，由燥热到阴虚更符合本病的基本病理变化，所以归根结底，气阴两虚是糖尿病病理转机的关键。气阴两虚的病机若得到有效控制，可转化为气虚或阴虚，疾病向愈，否则可很快进入阴阳两虚证，疾病恶化。因此，梁申教授在临床上治疗糖尿病，紧紧抓住气阴不足这一病机，打破传统的“三消”分治法，当临床主要表现为乏力、气短、自汗，动则加重，口干舌燥，多饮多尿，五心烦热，大便秘结，腰膝酸软，舌淡或红暗、边有齿痕，舌苔薄白少津或少苔，脉细弱时，治当以益气滋阴为基本治法，方用自拟的“糖尿病方”（红参配黄芪）与“代胰素”。随症合理处方用药，则可知常达变，患者的血糖得到有效控制。

典型病案

案例1：李某，男，56岁，1990年12月24日初诊。患者于1990年6月因口渴多饮，尿多，在某医院治疗半年无效（具体用药不详），于1990年12月22日到某部队医院就诊，查空腹血糖值21.65mmol/L，餐后血糖值38.46mmol/L，尿糖（++++），西医确诊为糖尿病，遂到我院门诊就诊治疗。刻诊：口渴欲饮，饮不解渴，日饮水量5L以上，消谷善饥，日进食量约1kg，小便频数，每8～10分钟1次，伴口苦，消瘦，舌红，舌苔淡黄，脉弦细数。中医辨证：气阴不足，燥热内生。治宜：益气生津。处方：红参 5g，黄芪 15g，水煎冲服自拟“代胰素”2g。每日 1 剂，分 2 次服。7 剂药后，口已不渴，小便正常，口不苦，日进食约 0.7kg，舌稍红，苔薄白，脉细略数。药已对症，效不更方，再进 7 剂，诸症消失。1991 年 1 月 10 日复查，空腹血糖值 6.44mmol/L，尿糖（±）。为巩固疗效，上方又进 7 剂，至今未见复发。

案例 2：韦某，女，41 岁，1992 年 8 月 18 日初诊。患者于 1991 年 5 月因手足麻木，口干欲饮，小便量多，先后在多家医院求治（具体用药不详）效果不显，于 1992 年 5 月 7 日在某医院就诊，查空腹血糖值 9.58mmol/L，餐后 2 小时血糖值 13.4mmol/L，尿糖（+++），西医确诊为糖尿病。经服用优降糖（格列本脲）、维生素 B_1、维生素 B_{12}、中药六味地黄丸等药物治疗，症状不减，遂到我科就诊治疗。刻诊：精神不振，体倦乏力，手足麻木，口干欲饮，消谷善饥，尿多，舌红少苔，有裂纹，脉细数。中医辨证：气阴不足，燥热内生。治宜：益气生津。处方：红参 10g、黄芪 15g，水煎冲服自拟“代胰素”2g。每日 1 剂，分 2 次服。3 剂药后，诸症减轻，精神大振。药已中的，原方再进 6 剂，诸症悉除。1992 年 8 月 28 日复查，空腹血糖值 4.4mmol/L，餐后 2 小时血糖值 4.78mmol/L，尿糖（—）。为巩固疗效，上方再进 3 剂。

案例 3：黄某，女，35 岁，1993 年 4 月 5 日初诊。患者于 1991 年 3～4 月因口干多饮，日饮水量约 5L，尿多，每晚小便 4～5 次，全身消瘦，体重约减轻 5kg。到某医院诊治，查空腹血糖值 27.4mmol/L，尿糖（+++），西医确诊为糖尿病。于 1991 年 5 月 4 日收入该院治疗，经中医的清热滋阴、生津止渴及西医的降糖等方法治疗 40 天后，血糖降至 6.4mmol/L，病情缓解而出院。出院后继服肌苷片、D860，维生素 B_1、维生素 B_6 以及中药。但 2 个月后，血糖、尿糖又升高，虽经多方治疗，症状仍不能缓解。于 1993 年 3 月 22 日查空腹血糖值 14.0mmol/L，尿糖（±），遂到我科就诊治疗。刻诊：神疲体倦乏力，尿多伴腰痛，眠差，消瘦，舌红，舌苔薄黄，脉弦细数。中医辨证：气阴不足，燥热内生。治宜：益气滋阴。处方：红参 5g、黄芪 15g，水煎冲服自拟“代胰素”2g。每日 1 剂，分 2 次服。19 剂药后，症状明显减轻，精神好，睡眠佳。1993 年 5 月 4 日查空腹血糖值10.6mmol/L，尿糖（—）。但患者仍乏力，舌尖红，苔薄黄，脉细数。药虽中的，但效果不理想，故在上方的基础上红参用量增至 10g，再加淮山 15g、葛根 20g、天花粉 15g、知母 10g，水煎服。每日 1 剂。12 剂药后，患者自诉诸症大减，体重增加，面色红润，除双足稍乏力外，余无特殊。上方再进 3 剂，1993 年 6 月 4 日查空腹血糖值 4.40mmol/L，尿糖（—）。

案例 4：李某，女，56 岁，1992 年 11 月 21 日初诊。患者患糖尿病近 1 年，常服消渴丸、肌酐片、维生素类等药物，但血糖均保持在 6～8mmol/L，血压不高，但经常头晕，体倦乏力，消瘦，大便溏烂，平素易感冒，舌红，舌苔薄黄，脉细略数。中医辨证：气阴不足，燥热内生。治宜：益气生津。处方：红参 5g、黄芪 15g、淮山 15g、知母 10g、葛根 15g、天花粉 15g。水煎冲服自拟“代胰素”2g。每日 1 剂，分 2 次服。3 剂药后，头晕、乏力减轻，但大便偏稀。上方去淮山、知母、葛根、天花粉等养阴药。4 剂药后，大便成形，诸症又减。药已对症，再服上方 10 剂，1992 年 12 月 14 日查血糖值

5.99mmol/L，恢复正常。

按：以上4例案例患者表现的共同症状以倦怠乏力，口干欲饮，消谷善饥，尿多，消瘦，舌质红，脉细数为主。阴不足则脏腑化燥，气不足则百体弛缓。脾居中土，为后天之本，主运化，为气血津液生化之源，脾气不足，则气血津液生化乏源；脾气虚不能散精于肺，肺津无以输布，则口渴多饮；脾气虚不能为胃行其津液，则燥热内盛，消谷善饥，肌肉消瘦，舌红，脉细而数；脾虚不能转输水谷精微，肾虚则固摄封藏失职，水谷精微下注膀胱，而小便频数。中医辨证均属气阴两虚证型。

糖尿病方系梁申教授治疗糖尿病之秘方、验方，具有药简、速效之特点，临床应用，确有良效。全方组成：红参5g、黄芪15g，水煎冲服自拟“代胰素”2g。气阴虚的症状明显者，可加用淮山15g、知母10g、葛根15g、天花粉15g。上述养阴药性多甘寒、滋腻，凡脾胃虚寒、纳呆腹泻者均不宜用。若病程日久，阴虚累及阳虚者，可加用红参量至10g，以达到阴阳俱补之效。梁申教授在使用红参、黄芪的基础上同时配用“代胰素”。“代胰素”系梁申教授自制中草药制剂，增强生津止渴之效，使气阴充盛，燥热自除，而病向愈。

糖尿病方中红参和黄芪均有益气养阴生津之效。其治疗糖尿病在古代文献中早有记载。《直指方》记载玉壶丸治消渴引饮无度：“人参、瓜蒌根各等分。生为末，炼蜜为丸，梧桐子大。每服三十丸，麦门冬送下。”《千金要方》记载黄芪汤治消渴：“黄芪三两，茯神二两，瓜蒌三两，甘草（炙）三两，麦门冬（去心）三两，干地黄五两。上六味切，以水八升，煮取二升半，分三服。日进一剂，服十剂。”现代药理研究证实红参和黄芪均具有显著的降血糖作用。其中，红参对注射肾上腺素、高渗葡萄糖引起的高血糖有抑制作用，可改善一般症状，降低血糖。人参皂苷、人参多糖对实验性高血糖均有降低作用。人参对糖尿病人降血糖的作用虽不显著，但可改善患者的全身症状，使口渴、乏力等症状减轻或消失，对预防并发症也有一定的效果。黄芪对血糖有双向调节作用，能够显著降低葡萄糖负荷小鼠的血糖水平，对抗肾上腺素引起的小鼠血糖升高，而对苯乙双胍所致低血糖也有显著对抗作用。黄芪还能预防噪声所致实验动物肝糖原升高，正常人口服黄芪使红细胞葡萄糖耗氧量明显增加。

注：除案例 1 外，后 3 例均系梁申教授学术继承人卢恩培副教授所治。

2. 颅脑损伤后遗症

颅脑损伤是现代医学名称，它包括脑震荡、脑挫伤、急性脑受压等。《伤科补要》指出："颠顶骨伤……如外皮未破，而骨已碎，内膜已穿，血向内流，声哑不语，面青唇黑者不治；顶骨塌陷，惊动脑髓，七窍流血身挺僵厥，昏闷无知觉者不治，或骨碎髓出不治……"由此可见，颅脑外伤证情凶险。此证在外伤病中的比例较高，其发病率仅次于四肢的损伤。据统计，在外伤事故中引起的死亡病例，三分之二是死于颅脑损伤。有的颅脑损伤患者，虽经多方救治而保留了生命，但因颅脑损伤而引起的后遗症往往会伴随余生。

颅脑损伤后遗症是脑外伤后引起脑组织损伤、脑震荡，甚至颅内出血压迫脑组织，致使部分脑细胞损伤坏死，长期存在的一组自主神经功能失调或精神性症状。包括头痛、神经过敏、易怒、注意力集中障碍、记忆力障碍、头晕、失眠、疲劳等症状，而神经系统检查并无异常，神经放射学检查亦无阳性发现，约有20%的病人伤后有此症。颅脑损伤后遗症给社会、个人、家庭带来不幸。颅脑损伤的预后及病程与病变的严重程度与治疗的早晚有关。因为神经细胞的修复、再生、功能的恢复往往需要很长时间，而有些神经细胞是不能再生的。因此，颅脑外伤后遗症持续时间长。

头为诸阳之首，内涵脑髓，脑为元神之府，以统全体，都说明了一切活动受大脑支配。中医学将颅脑损伤后遗症归属于头痛、眩晕等症的范畴。因脑部有所坠堕或受到外来暴力冲击后，脑络损伤，导致气血逆乱，周流不畅，瘀血内阻于脑窍，脑之神明失养所致。辨证属于外伤致脑内瘀血，阻滞经络，气机不通，不通则痛，且痛有定处。

脑为髓海，为肾所主，肾病多虚。《灵枢·海论》曰："髓海不足，则脑转耳鸣，胫酸眩冒，目无所见，懈怠安卧。"《素问·缪刺论》云："有所坠堕，瘀血内留。"《沈氏尊生书》亦云："跌扑闪挫，卒然身受，由外及内，气血俱病也。"气与血之间有密切的关系，气为血之帅，血为气之母，伤气必及血、伤血亦必及气，气血两伤，则诸证迭出。梁申教授在长期的临床实践工作中，对颅脑损伤后遗症做过深入的研究，他考虑到颅脑损伤后遗症的病程都比较长，根据久病必瘀、久病入络的特点，梁申教授临床治疗该病以活血化瘀、通络止痛为基本治法，基本药物组成包括川芎、当归、红花、大黄、全蝎、钩藤等，诸药相合，共奏通络祛瘀之功，取得了很好的治疗效果。

典型病案

案例1：吴某，男，49岁，1992年5月25日初诊。患者于 1992 年 4 月 21 日因从事高空作业，不慎从 7 米高的电线杆上跌下，当即昏迷不省人事，右耳至颞部有一个约两寸长的伤口，流血不止，右颞骨破碎，遂送至某医院抢救，约 8 小时后方清醒。在该院住院治疗（具体用药不详）半月后出院。出院后其家属到我科代诉：患者头痛头昏剧烈，颈项不能活动，低头、抬头或向两侧转动则头痛、头昏加剧，走路轻浮不稳，右耳处皮肤麻木不仁。西医确诊为脑损伤后遗症。中医辨证：瘀阻清窍。治宜：活血化瘀、通络止痛。处方：当归 10g、红花 5g、川芎 15g、大黄 10g、全蝎 5g、钩藤 15g。水煎服，日 1 剂。3 剂药后，头痛头晕顿减，颈项已能活动，右耳处皮肤麻木减轻，走路稳健，已能骑自行车。二诊：舌质暗红，舌苔薄黄，脉弦细。原方再进 3 剂，头痛头晕消失，颈项活动自如。为巩固疗效，以求根治，继服原方 7 剂而愈。

案例 2：粟某，男，35 岁，1991 年 12 月 27 日初诊。患者头晕头痛 20 余年。患者 13 岁时，不慎被外物砸伤头部，后经常感到头晕和头部刺痛。头部损伤至今，曾先后晕倒抽搐 3 次，每次晕倒抽搐时间 3～10 分钟不等，虽经多方治疗（具体用药不详），症状如旧。平素梦多，眼花，视物不清，大便硬结，口苦，舌红，舌苔淡黄，脉弦细数。西医确诊为脑损伤后遗症。中医辨证：证属瘀阻清窍。治宜：活血化瘀、通络止痛。处方：当归 10g、红花 5g、川芎 15g、大黄 10g、全蝎 5g、钩藤 15g。水煎服，每日 1 剂。3 剂药后，头晕头痛减轻，大便烂，每日 2 次。守上方去大黄，加鸡血藤 15g，水煎服。6 剂药后，头晕头痛又减，而且多在下午 3～5 时发生，大便正常。再进原方 6 剂，头痛消失，眼花减轻，但时有轻微头晕。后改用杞菊地黄汤加减调理，至今头痛未再复发。

按：以上2例案例，均以头痛、头晕、失眠多梦和肢体功能障碍等为其主要症状，究其病因病机均为外力作用，颅脑损伤，瘀血阻滞清窍，络脉不通，阻塞脑窍，气血亏损，不能上荣于脑所致。中医辨证为瘀血内停，瘀阻清窍。梁申教授认为，应以活血化瘀、通络止痛之法为基本治疗大法。基本组方：川芎15g、当归10g、红花5g、大黄10g、全蝎5g、钩藤15g。方中川芎、当归、红花共奏活血化瘀止痛之效。其中，川芎辛温升散，性善疏通，具有活血行气，祛风止痛之功，引药上行，上行头目，直达巅顶，祛风止痛之效颇佳。《本经》言川芎："主中风入脑头痛，寒痹，筋挛缓急，金创，妇人血闭无子。"朱丹溪认为："头痛须用川芎。"古方有单用取效者，如《斗门方》治偏头痛，以川芎为散，浸酒饮之。若随证配伍，可治各种头痛。考虑到此证为血瘀头痛，故配用当归、红花。梁申教授喜用当归、红花两药配伍增强和血活血的功效。当归长于补血活血，具有化瘀而不伤血之妙，而红花长于化瘀止痛。《本草纲目》谓："当归治头痛、心腹诸痛，润肠胃筋骨皮肤。治痈疽，排脓止痛，和血补血。"又言："红花活血，润燥，止痛，散肿，通经。"张元素认为："红花佐当归，生新血。"（引自《本草纲目》）《用药心法》云："和血，与当归同用。"（引自《汤液本草》）现代药理研究亦证实：川芎可有效降低血管阻力，显著增加脑血流量，从而起到对脑血管功能的保护作用；当归、红花有增加外周血流量和减少血管阻力作用。另外，本方还配伍大黄起到攻下、活血作用，使瘀血得以下行。《医学衷中参西录》认为："大黄性凉，能入血分，兼入气分。"《素问·至真要大论》又云："诸风掉眩，皆属于肝。"钩藤、全蝎皆入肝经，钩藤平肝息风，全蝎息风通络止痛，虫类药有行走攻窜之特性，可通经达络，疏逐搜剔，可深入脏腑四肢气血痰瘀胶结之处，通痹散结。诸药共用，具有活血祛瘀、通络止痛之功，从而使瘀血祛，络脉通，则诸症消失。

值得一提的是，该方不仅对颅脑损伤的症状有很好的缓解作用，同时，该方对颅脑损伤的后遗症也有特殊疗效。卢恩培副教授曾用此方治疗一位脑损伤后遗症出现耳聋3年的患者，6剂药后而病痊愈。

注：以上病例都是梁申教授学术继承人卢恩培副教授所施治。

3. 癌症

癌症亦称恶性肿瘤，是机体正常细胞在多原因、多阶段与多次突变所引起的一大类疾病，常表现为局部组织的细胞异常增生而形成的局部肿块。癌症病情凶险，癌细胞的繁殖、扩散的速度极快，可以破坏组织、器官的结构和功能，引起坏死出血合并感染，患者最终由于器官功能衰竭而死亡。因此，即使是在现代医学高度发达的今天，癌症仍是威胁人类健康的重大疑难疾病之一。

祖国医学对癌症的认识历史悠久，在周朝就有记载。古代多称为“积”“岩”或者“癥瘕”“积聚”。而“癌”字的记载见于宋代的《仁斋直指方论》：“癌者，上高下深，岩穴之状，颗颗累垂……毒根深藏……”中医学认为癌症是一种全身性疾病，是全身性疾病而呈现局部表现。在致病的因素中，以内因为主，外因为辅，主要的内因是正气不足，七情内伤。诚如《医宗必读·积聚》提出了内虚致癌的理论见解：“积之所成，正气不足，而合邪气踞之。”而外因不外乎六淫不正之气，或饮食不节，它的主要病机则如高秉钧《疡科心得集》所言：“癌瘤者，非阴阳正气所结肿，乃五脏瘀血，浊气痰滞而成。”是机体阴阳失调，脏腑功能障碍，经络阻塞，气血运行不畅，气滞血瘀，痰凝邪毒等相互交结而成。癌症大多发生于中老年患者，累赘生于人体，坚硬如石，形态不规则，局部肿块坚硬，高低不平推之不移，溃烂如翻花瘤子，色紫恶臭，疼痛剧烈，不易治愈。

梁申教授认为，癌症宜早发现、早治疗。早期亦即中医学之治未病之时，此期往往没有明显的症状产生，故此期是最难辨别的时期，但也不是没有蛛丝马迹可寻。如长期的胃脘痛病史，近期加重，则宜警惕胃癌；长期反复的咳嗽经治疗而不能缓解，并出现发热，时有干咳，且有痛处的，宜警惕肺癌的发生等。只要认真辨别，是可以帮助诊断的。必要时借助西医的仪器检查，可以提高诊断的准确率。这种早期发现的癌症，正确选用适合早期的根治疗法，进行规范化、标准化的治疗，愈后会非常满意。如鼻咽癌早期的放疗化疗，疗效确切，治愈率很高；而早期的直肠癌也可以早期在内镜下切除治疗。当癌症进入中期，往往是处于局部病变的加剧期，并出现相应局部症状，此时大多没有全身症状的出现，则可以中药调治为先，配合西医的相应疗法。受我国的医疗水平、医疗资源及经济条件的限制，很多患者往往出现癌症症状才去检查。当患者察觉自己身患癌症时，十有八九已属中晚期，而此时的患者大多已经失去了治疗癌症的最佳时机。当癌症晚期发展至恶病质，亦即中医学的阴阳俱虚，气血虚弱，形体枯槁或亡阴亡阳，或瘀阻加甚疼痛加剧，此时则进入了不可逆的损伤期。

宋代《疮疡经验全书》言："乳岩者，此疾苦未破可疗，已破则难。"提出了乳岩破即难治的观点。清代《外科全生集》亦指出："岩症者，大忌开刀，开则翻花最惨。"告诫世人开刀的危害性。梁申教授深明此理，对于中晚期癌症患者，他强调切忌手术治疗，并提出"包膜治癌法"。所谓"包膜治癌法"，即保守治疗、带瘤生存。此法源于梁申教授在乡下时看到的牛粪长虫的启示。梁申教授少时生长在农村，当时农村有很多牛，在田野地头往往有很多牛粪，牛粪外壳经日晒风吹往往形成一层保护膜，而牛粪内部的虫则在里面生长，过一段时间则会自己死亡。而当你碰破牛粪的外壳时，里面的小虫则四处奔散，四处重新找安身的地方，找到合适的地方则重新生长，也危害周边的植物或环境。故梁申教授受此启发，创造了包膜治癌法，以此为理论根据，主张在癌症早期以祛邪为主，扶正为辅；中期祛邪扶正并重；晚期则以扶正为先。以该方法治疗很多癌症患者，皆收到良好的疗效。梁申教授这一学术思想在现代医学中也可以找到理论支撑，与近年来现代医学提出的"带瘤生存""绿色抗癌"观点不谋而合。

梁申教授认为，癌症患者大多机体免疫功能低下（正气不足），故在治疗上秉承辨证分期而辨证用药，根据不同时期、不同部位、不同脏器、不同类型的癌症选用不同的方药治疗。梁申教授自拟"治癌汤"，其基本药物组成：救必应、古羊藤、翠云草、刺蒺藜、山慈菇、半边莲。此方在治疗癌症患者中贯穿于全过程，然后根据不同类型的癌症，临床辨证予以化裁。例如，肝癌早中期以解毒消肿、利湿退黄、护肝为治，以茵陈、薏米合治癌汤加味为主；中期则宜软坚散结、退黄、护肝，方选四郁海藻玉壶汤合治癌汤加味；而晚期患者阴阳俱虚，则以补养为主，方选左右归丸合治癌汤加味为主。若是肺癌患者，早期以咳嗽为主症，则选清气化痰汤合治癌汤加味；肺癌中期，视患者出现干咳，咳时疼痛，咳痰，咳喘等症而相应地采取益气养阴、活血祛瘀、健脾化痰、补肾止咳定喘之方合治癌汤加味；而晚期患者阴阳俱虚，则以补养为主，方选左右归丸加止咳药合治癌汤为主治疗。此方不但能够有效抑制肿瘤的增长，同时也可以控制肿瘤的复发。另外，对于中医治疗癌症的疗程长短的问题，梁申教授坚持"效不更方，不效守方"的原则，癌症早期患者往往需要1～2年的时间治疗，而整个疗程往往需要3～5年甚至更长时间。"效不更方，不效守方"是梁申教授治病的一种自信，也是医者自我完善的一种体现。

典型病案

案例：韦某，男，57岁，1990年3月12日初诊。患者反复咳嗽3年余，近1个月来咳有血丝伴发热，咳时胸痛而入院治疗，诊断：肺癌并骨转移。医生建议手术治疗，患者因有亲属患癌症手术治疗并放疗、化疗后不久即亡故，故拒绝手术治疗和放疗、化疗，而寻求中医治疗，慕名来诊。症见：咳嗽，胸痛，胸闷气紧，时有喘鸣，口干，便秘，舌质黯紫，苔厚腻，脉弦滑。中医辨证：证属痰热瘀结。治宜：清热化痰、解毒散结、活血化瘀。方用治癌汤加减。处方：救必应30g，翠云草20g，山慈菇15g，刺蒺藜15g，桃仁10g，红花7g，当归10g，赤芍15g，白茅根15g，蟾皮3g，桔梗10g，浙贝母10g，半夏10g，茯苓15g，夏枯草10g。治疗2月余，咳嗽好转，无咯血，时有胸痛，口干，便秘。守方去桃仁、红花、白茅根、浙贝母，加太子参 15g、玄参 15g、苍术 12g、川贝母 10g、白芍 20g。治疗半年余，上述症状消失。守方去蟾皮、白芍、苍术、玄参，加白术 10g、北芪 15g、半边莲 10g、蛤蚧 5g（磨粉冲服）。隔日 1 剂。治疗 1 年余，上症治愈。随访 1 年，未复发。

按：此病例患者西医诊断为晚期肺癌，临床表现为血瘀（胸痛、舌质黯紫）和痰热（口干、便秘、苔厚腻、脉弦滑）并见，故在治癌汤的基础上加用桃仁、红花、当归、赤芍等发挥活血化瘀的功效，加用桔梗、浙贝母、半夏、茯苓、夏枯草等以化痰散结。并随证选用白茅根凉血止血；太子参、玄参等益气养阴；白芍养肝柔肝，以防木火型金；苍术、白术补土生金；北芪补中益气而固后天之本。故可收效。

梁申教授自拟的“治癌汤”，既是抗癌的有效之方，又体现了他十分擅长应用广西主产中草药治病的特点，具有鲜明的地方特色。如古羊藤、救必应、翠云草等，是其经常使用的广西常见中草药，有良好的民间用药基础。其中古羊藤为萝藦科马莲鞍属植物马莲鞍的根，《广西药植图志》记载：“味苦微甘，性凉。”《南宁市药物志》记：“苦，寒。”在此方中古羊藤是主要药物，起到清热解毒、散瘀止痛的功效，再配以救必应、翠云草。救必应为冬青科植物铁冬青的树皮或根皮。《岭南采药录》记载本品：“味苦”“清热毒。”《南宁市药物志》云其：“苦、寒，无毒”“清凉解毒”。《江西草药手册》：“清热利湿，消肿止痛。”现代药理研究显示救必应具有止血、抗菌等药理作用；临床研究证实救必应片剂有良好的止痛作用，可用于胃痛、腹痛、肾绞痛等。翠云草是卷柏科卷柏属植物翠云草的全草。《植物名实图考》亦云：“翠云草生山石间，绿茎小叶，青翠可爱。《群芳谱》录之，人多种于石供及阴湿地为玩，江西土医谓之龙须，滇南谓之剑柏，皆云能舒筋活络。”翠云草有清热利湿、解毒、止血作用，主治黄疸、痢疾、泄泻、水肿、淋病、筋骨痹痛、吐血、咯血、便血、外伤出血、痔漏、烫火伤、蛇咬伤等。现代药理研究表明，100%翠云草煎剂用平板打洞法，对金黄色葡萄球菌有抑制作用。《本草便读》云：“白蒺藜，善行善破，专入肺、肝，宣肺之滞，疏肝之瘀。”刺蒺藜（即白蒺藜）有疏肝理气解郁之功，气畅则肿消瘤散。而方中山慈菇，《本草新编》言其“乃散毒之药也”，功善清热解毒、散结消肿；半边莲，《南宁市药物志》记载能“消肿解毒”，《陆川本草》谓其“解毒消炎，利尿，止血生肌”。现代研究证实，此二药皆有抗癌作用。其中山慈菇所含的秋水仙碱等多种生物碱是抗癌的有效物质。给予小鼠皮下注射秋水仙碱2mg/kg，能够抑制细胞的有丝分裂，使之停止于中期，类似于放射线照射的效果，而分裂较快的胚胎及肿瘤细胞对之最为敏感。半边莲所含的生物碱是抗癌的有效成分，半边莲碱（洛贝林）浓度为15mg/mL时，可抑制小鼠腹水癌细胞对氧的摄取，从而起到抗肿瘤作用。

4. 良性肿块

良性肿块是指高出皮面，位于皮里膜外，疼痛固定，见之有形，按之如囊的一种块状物。从现代医学角度看，良性肿块包括纤维瘤、脂肪瘤、腱鞘囊肿、慢性淋巴结肿大、腺瘤、甲状腺肿大、内脏息肉、炎症包块、纤维瘤、皮脂腺瘤、神经纤维瘤、脂肪瘤、血管瘤、慢性淋巴结肿大，女性的乳腺纤维瘤、小叶增生、子宫肌瘤、卵巢囊肿等。

梁申教授认为，肿块成因虽多，发生部位亦各异，但总不离热灼津液成痰，无形之痰凝结而成。正如《丹溪心法》所言："凡人身上中下有块者，皆是痰。""痰之为物，随气升降，无处不到。"朱丹溪是金元四大家之一，留有不少治验病例，其对于积、聚、肿块之类疾病的论治，有独特的经验。梁申教授根据"无痰不作祟"的思想，亦吸取朱丹溪的治痰经验。他认为，桂东南地区常年湿气较重，炎热时间长，长期生活、工作在这一地区的人们，易生痰湿，并受邪热熬灼，遂凝结成痰火，痰火郁滞作怪，结聚成核，阻塞经络，从而形成人体各种肿块，因此肿块的主要病机为热蕴痰凝，凝结成块。在治疗各类良性肿块时，梁申教授着眼于"痰""火"的致病因素，基本治疗方法以清火化痰、散结消肿为主，自拟"消坚方"治之。"消坚方"基本药物组成：麦冬15～30g、白芷 5～10g、七叶一枝花 10g、金耳环 3～5g、青皮 3～6g。"消坚方"用以治疗甲状腺肿大、颈部淋巴结肿大等多种良性肿块，肿块能得到有效缩减，均获得一定疗效。

典型病案

案例 1：刘某，女，56 岁，1992 年 11 月 2 日初诊。右侧颈部肿痛 10 天。右颈部于 10 天前胀闷不适，1～2 天后突起一个指头大小的肿块，3～5 天后逐渐增大如鸡蛋大小，胀痛难忍，伴右侧头痛，无发冷发热。后到某医院诊治，B 超检查：①甲状腺右叶混合性肿物；②甲状腺左叶实质性肿物。院方建议手术摘除，患者不愿意，而到我科就诊治疗。刻诊：甲状腺右叶有一个如鸡蛋大小的肿块，左叶有一个如小指头大小的结节，肿块有压痛，表面皮肤光滑，皮色不红，伴右侧头痛。患者素有结肠炎，时有腹痛，大便溏烂，舌红，舌苔淡黄而腻，脉弦细略数。中医辨证：证属痰火互结。治宜：清火化痰、散结消肿。拟“消坚方”加减治疗。处方：麦冬15g、白芷10g、七叶一枝花10g、金耳环5g、青皮6g、三姐妹15g、古羊藤10g。水煎服，每日1剂。6剂药后，甲状腺肿块缩小如鸽蛋大小，头痛减轻，颈部胀痛减轻，但腹部仍痛，日泻大便3次，有黏液，肛门稍胀，舌边尖红，苔薄黄，脉弦细。二诊，在原方的基础上加用浙贝母10g、玄参15g、夏枯草10g，以增强软坚散结之功，并用赤芍10g活血化瘀止痛。水煎服。6剂药后，甲状腺肿块缩小如手指头大小，胀痛又减，腹痛减轻，大便已不烂，但肛门仍有胀坠感，晚上稍口干。三诊，守上方再加牡丹皮10g，与赤芍相须为用，增强化瘀散结、活血止痛之力。水煎服，每日1剂。14剂药后（其中患者又患感冒，咳嗽痰多，流清涕，原方加桑叶而愈），肿块消失，诸症告退。为巩固疗效，上方再进3剂，至今未见复发。

案例2：冯某，男，76岁，1991年3月11日初诊。患者左侧乳房长一个如鸽蛋大小的肿物半月余，胀痛不适。后到某医院检查，西医诊断为乳腺瘤，拟手术摘除（患者右侧乳部曾患过乳腺瘤，已手术摘除）。患者不同意，遂到我科就诊。刻诊：左乳房肿物如鸽蛋大，表面光滑，质坚，胀痛，有压痛，腋窝淋巴结不肿大，舌红，苔薄黄，脉弦滑。中医辨证：证属痰火郁结。治宜：清热解毒，化痰散结。拟“消坚方”加减治疗。处方：麦冬30g、白芷6g、七叶一枝花10g、金耳环3g。水煎服，每日1剂。4剂药后，肿块变软，胀痛减轻。药已对症，效不更方，守方又进5剂，肿块缩小如手指头大，胀痛轻微，舌红，舌苔薄黄，脉弦数。此乃热毒内盛，治应增加清热解毒之品，故三诊时在原方基础上加野菊花 10g，水煎服。3 剂后，诸症大减。上方再进 6 剂，肿块消失，诸症告退。

案例 3：欧某，女，74 岁，1991 年 9 月 26 日初诊。患者右颈外侧中部长一个肿物 4 个月。4 月前，患者发现颈外侧中部之皮下有一个指头大小的肿物，但痒不痛，曾到广西医学院（即现在的广西医科大学，下同）肿瘤医院诊治，活检显示有炎性包块，其中一处可见较多郎单氏细胞及上皮细胞，中心干酪样坏死，认为结核可能性大，经该院治疗（具体用药不详），症状无改变，遂到我科求诊治疗。刻诊：颈部肿物如手指头大小，皮色稍暗，基底活动，皮肤有轻度粘连及压痛，大便结，尿黄，舌红，舌苔黄腻，脉弦滑数。中医辨证：证属热毒炽盛。治宜：清热解毒，行气破结。拟“消坚方”加减治疗。处方：麦冬 30g、白芷 5g、金银花 10g、青皮 5g、野菊花 10g、甘草 5g。水煎服，每日 1 剂。3 剂药后，肿块变软缩小，但口干，口苦，舌苔黄腻，脉弦数。二诊考虑到患者口干明显，守上方加天花粉 15g 起生津止渴之效。水煎服，每日 1 剂。3 剂药后，肿块又缩小，痒止，但大便结，略咳，口苦，舌苔黄略厚。三诊考虑患者出现便秘和略咳，在用上方基础上加杏仁 5g，止咳平喘、润肠通便；加大黄 5g，通腑泻下。水煎服，5 剂药后，诸症悉除。

按：以上案例患者所用均为“消坚方”。“消坚方”全方组成：麦冬 15～30g、白芷 5～10g、七叶一枝花 10g、金耳环 3～5g、青皮 3～6g。若火毒内盛者，加野菊花；痰盛者加浙贝母、夏枯草。方中麦冬配白芷有良好的解毒消肿作用。七叶一枝花清热解毒，祛痰散结。金耳环是广西当地主产草药，为马兜铃科植物金耳环的全草。《广西中草药》记载："（金耳环）祛风散寒，平喘止咳，行气止痛，解毒消肿。治风寒咳嗽，支气管哮喘，腹寒痛，龋齿痛，毒蛇咬伤，跌打肿痛。"青皮为破气散结而设。诸药合用，共奏清热化痰、散结消肿之效。尤值一提的是，消坚方中麦冬配白芷的药配对是梁申教授的临证心得。临床用治瘰疬、瘿瘤及其他肿块类病症时，常以麦冬、白芷为基础药物，随证治之；或在选用消瘰丸等方的基础上，加入麦冬 30g、白芷 3～5g，以取佳效。这两味药物在药物用量方面，有特殊之处。必须是大剂量麦冬与小剂量白芷配伍，只有这样，消肿散结解毒之力方强。麦冬、白芷的配伍不但可治各种肿瘤，而且对蛇虫咬伤也有很好的解毒作用。梁申教授的学术继承人卢恩培副教授曾以此二药为主，配伍其他清热解毒药，治疗蛇咬伤、黄蜂蜇伤之患者，均获药到病除之效。究其原因，目前尚未完全明了，有待进一步研究。

注：案例 1 为梁申教授学术继承人卢恩培副教授所治。

5. 银屑病

银屑病又名牛皮癣，是一种原因不明而又常见的无传染性慢性复发性、炎症性、红斑鳞屑性皮肤疾病。银屑病其特点是初起为红斑、丘疹，逐渐融合成片，边缘清楚，上覆多层银白色鳞屑，刮去后有薄膜和点状出血现象。此病常反复发作，缠绵难愈，变化快，时轻时重，不易治愈，严重时皮损泛发全身，伴随大量脱屑，剧烈瘙痒，给患者的身心健康带来严重的影响。西医认为银屑病的病因不明确，一般与遗传、免疫、感染、情志等诸多因素有关。病理方面存在着机体免疫机能低下、皮肤脉络微循环障碍等现象。

祖国医学无“银屑病”之名，将其归属为“白疕”“松皮癣”“干癣”等病的范畴。因其“肤如疹疥，色白而痒，搔起白皮”而得名，乃皮肤顽疾。成因多缘于先天禀赋不足，脏腑失调，加之外邪侵袭，而致发病。其病因有风、热、寒、湿、燥等外邪入侵，及七情内伤、饮食失节等。本病病位在血分，急性期多为血热炽盛，壅于肌表而发；慢性期多因血虚、血瘀，肌肤失养所致。祖国医学一般将本病分为血热毒壅型、血虚风燥型两个证型。治疗以清热、凉血、润燥为主，分阶段论治。

梁申教授认为，银屑病究其根本，多因七情内伤，肝气郁滞，郁久化火，热毒蕴伏营血，迫伤血络；或因饮食失节，脾胃失调，食滞蕴热，复感风热邪毒，以致经脉阻滞，气血凝结，肌肤失养所致。临床常见证型以血热毒壅型为主。此病的病因病机及证候特点与温病热入血分证颇为相似。《温热论》记载：“入血就恐耗血动血，直须凉血散血，如生地黄、牡丹皮、阿胶、赤芍等物。”概括了血分证的病机和治法，即“耗血动血”与“凉血散血”。凉血散血即用凉血活血之品来清解血分热邪。故临床治疗银屑病应以凉血解毒、活血化瘀为主。临证时，梁申教授选用自拟的治疗银屑病的经验方。全方组成：生地黄 15g、玄参 15g、金银花 10g、野菊花 30g、紫草 10g、红花 5g、赤芍 10g、牡丹皮 10g。药物治疗结合合理的心理疏导，取得了很好的临床疗效。

典型病案

案例：胡某，男，40 岁，1992 年 12 月 26 日初诊。患者患银屑病 2 年余。1990 年 7 月腹部皮肤出现一个如拇指大小的红色斑块，后逐渐向周围皮肤扩散，约 1 年已漫及全身上下，头皮也受波及。斑块高出皮肤表面，斑色红赤，奇痒难忍，尤以受热或食辛燥食物时更甚。在当地治疗近1年（具体用药不详），诸症不减。于1991年到广西医学院诊治，西医诊断为银屑病。治疗期间采用中药、西药（具体药物不详）治疗1年余，症如旧，遂到我科求诊治疗。刻诊：患者红斑遍及全身皮肤，且突出皮肤表面，色红赤，瘙痒不止，遇热则更甚，大便时干时烂，舌红，舌苔黄而腻，脉弦滑数。中医辨证：证属热毒壅盛，蕴伏营血。治宜：清热解毒，凉血化瘀。处方：生地黄15g、玄参15g、金银花10g、野菊花30g、紫草10g、红花5g、赤芍10g、牡丹皮10g。水煎服，每日1剂。30剂药后（患者在外地工作），四肢、腹背部红斑开始消退，皮色变淡，瘙痒减轻，大便正常。药已对症，守上方又服30剂。服药后，患者红斑大减，肤色变白，四肢及腹背部红斑基本消退。1993年3月8日再诊，仍守原方30剂，药后全身红斑全部消退，肤色正常，瘙痒停止。为巩固疗效，继用原方半个月，至今未见复发。

按：患者红斑遍及全身皮肤，且突出皮肤表面，色红赤，瘙痒不止，尤有受热或食辛燥食物时更甚，舌红，舌苔黄而腻，脉弦滑数等症状，均为血热毒壅型主要表现。故以清热解毒、凉血散瘀治之而取效。

上方系梁申教授治疗银屑病的经验方。全方组成：生地黄15g、玄参15g、金银花10g、野菊花30g、紫草10g、红花5g、赤芍10g、牡丹皮10g。该经验方中生地黄、玄参、赤芍、牡丹皮实为古方之犀角地黄汤化裁而来。因犀牛是世界濒临灭绝动物，犀角极为稀缺，属禁用之品，故此方去之不用，如若使用，可以水牛角代替。血分热盛，方中生地黄、玄参重用。《本经逢原》记载："干地黄，内专凉血滋阴，外润皮肤荣泽。"《本草纲目》谓玄参："滋阴降火，解斑毒。"二药相伍，实为凉血润肤、滋阴解毒而设。血热毒壅，不可一味予以凉血止血，否则血虽止而瘀留于内，甚则瘀滞化热，尚须凉血散血，遂用牡丹皮、赤芍等。二药皆为清热凉血散血之要药。《本草纲目》谓牡丹皮："和血，生血，凉血。治血中伏火，除烦热。"《滇南本草》言赤芍："泻脾火，降气，行血，破瘀，散血块，止腹痛，退血热。"再加用金银花、野菊花清热解毒，紫草凉血化瘀，红花活血化瘀，诸药合用，则共奏清热解毒、凉血化瘀之功，使热毒得清，瘀滞得化，故诸症悉除。若血热较重可加生槐花、白茅根、紫草、赤芍、丹参、鸡血藤等；血燥明显的可加重生地黄用量，或配伍阿胶、天冬、麦冬，以加强其养阴润燥之功；病程较久、热毒灼阴导致经脉阻塞、血瘀明显者，可加三棱、莪术、桃仁、红花等，以增强活血化瘀之力。

现代药理研究亦证实，生地黄提取物具有促进血液凝固、缩短出血时间、抗炎、抗过敏的作用。玄参对多种细菌、皮肤真菌有抑制作用。牡丹皮、芍药均具有抗凝及降低毛细血管通透性，抗血小板凝集，抗血栓形成，改善微循环、解热、抗炎、镇痛等作用。因此，诸药联合应用，共同发挥抗炎、降低毛细血管通透性等作用，故可降低银屑病患者毛细血管的脆性，消炎，抗感染，从而起到对本病的治疗作用。

梁申教授的学术继承人卢恩培副教授先后用此经验方治疗2例银屑病（全身红斑性）患者，均获药到病除之效。根据"异病同治"的理论，梁申教授用此方治疗热毒壅盛，蕴伏营血之湿疹，随症加减，也每能取效。

6. 湿疹

湿疹是一种由多种内外因素引起的真皮浅层及表皮炎症性皮肤病，一般认为与变态反应有关。本病急性期皮疹常呈多形性，如红斑、丘疹、水疱、糜烂渗液等，多为对称分布；亚急性期炎症减轻，渗液减少，以结痂及鳞屑为主；慢性期由于湿疹反复发作，皮肤浸润变厚，色素加深，成苔藓样病变。湿疹是以皮损多形性、对称分布、自觉瘙痒，反复发作、易演变成慢性为特征，故其在皮肤科中属难治性疾病之一，会给患者带来躯体及心理上的痛苦，影响生活质量。

湿疹中医学称之为“湿疮”，依据发病部位、皮损特点而又有“浸淫疮”“湿癣”“血风疮”“旋耳疮”“肾囊风”“面游风”“四弯风”“奶癣”等称谓。就湿疹的病因病机，中医认为湿疹是因禀赋不耐，饮食不节或过食腥发风之品，伤及脾胃，脾失健运，致使湿热内蕴，外感风湿热邪，内外合邪，浸淫肌肤所致，其中湿邪是发病的主要因素。如《素问·玉机真藏论》云：“夏脉太过与不及，其病皆何如？太过则令人身热而肤痛，为浸淫。”《诸病源候论·湿癣候》说：“湿癣者，亦有匡廓，如虫行，浸淫、赤、湿、痒，搔之多汁成疮，是其风毒气浅，湿多赤少，故湿癣也。”《医宗金鉴·外科心法要诀》载：“旋耳疮生于耳后缝间，延及耳折，上下如刀裂之状，色红，时津黄水，由胆脾湿热所致。”

梁申教授在前人治疗湿疹的基础上，结合自己的临床实践经验，自创外用方“湿疹散”，该方具有解毒燥湿、杀虫止痒之效，外涂病患皮肤，主治各种急慢性湿疹，收效良好。

典型病案

案例1：黄某，女，50岁，1993年11月25日初诊。患者双手前臂有一块约 3cm×9cm 的皮肤变厚粗糙，干燥瘙痒已 1 年余，尤以右手为甚，抓破后出血水。曾在某医院诊治，西医诊断为慢性湿疹，虽经多方治疗，症无缓解而到我科诊治。处方：“湿疹散”。具体用法：外用适量，冷开水或茶油调成糊状外涂。每日换药 1 次。用药 6 次后，瘙痒止，结痂脱屑而愈。

案例 2：吴某，男，25 岁，1992 年 4 月 8 日初诊。患者右下肢小腿外侧皮肤红且痒，起水疱十余天，范围约 6cm×12cm，搔破后，滋水淋漓。曾在某医院诊治，西医诊断为急性湿疹。曾用湿毒清、皮康霜、肤氢松软膏等治疗，效果不显，遂到我科诊治。处方：“湿疹散”。具体用法：外用适量，冷开水或茶油调成糊状外涂。每日换药 1 次。用药 6 天后，瘙痒消失，结痂脱屑而愈。

按：皮肤作为人体最外在的器官，为局部用药提供了良好条件。梁申教授认为，外治法在湿疹的治疗中具有重要作用。正如《理瀹骈文》所云：“外治之理，即内治之理；外治之药，亦即内治之药。所异者法耳！医理、药性无二，而法则神奇变化……且治在外则无禁制，无窒碍，无牵掣，无黏滞。世有博通之医，当于此见其才。”湿疹因其病位表浅，病灶外露，外治药物通过皮肤、黏膜的吸收直达病所，增加了病灶部位有效药物的浓度，副作用小，疗效确切，患者易于接受。对于湿疹的治疗，梁申教授的秘方“湿疹散”起到解毒燥湿、杀虫止痒的功效，药证相符，故病痊愈。

具体使用方法：无皮肤湿疹糜烂出水者，以冷开水或茶油将药调成糊状外涂；如皮肤湿疹糜烂出水者，可取药散直接撒于患处，每日换药 1～2 次，保持疮面清洁。疮面需用灭菌纱布覆盖，换药时宜用湿棉棒轻轻擦去原上旧药。

禁忌：禁烟酒及辛辣、肥腻刺激性食物。用药期间忌用水洗患处，以免皮损出现渗液，疮面扩散。“湿疹散”系外用药，切忌口服，不宜头面部用药，防止药液流入眼内。

7. 系统性红斑狼疮

系统性红斑狼疮是一种多因素参与、累及多系统多器官的自身免疫性疾病。多见于中青年妇女，临床表现为以肾脏为主的多系统多脏器受累，除有皮损外，尚可同时累及心、肾等重要器官，常伴有发热、关节疼痛等全身症状。本病临床表现复杂，病程较长，易反复发作。目前现代医学对于系统性红斑狼疮的治疗主要是以糖皮质激素及免疫抑制剂的联合应用为主，虽然使系统性红斑狼疮患者的症状得到了明显改善，但是糖皮质激素及免疫抑制剂的长期应用产生的副作用较大，并使感染成为系统性红斑狼疮患者的主要死亡原因之一。

在中医文献中无系统性红斑狼疮病名的记载，根据其发病与病症特点将其归属于“红蝴蝶疮”“湿热发斑”“日晒疮”“阴阳毒”“温毒发斑”等病的范畴。对于本病的病因病机，《诸病源候论·温病发斑候》指出：“夫人冬月触冒寒毒者，至春始发病。病初在表，或已发汗吐下，表证未罢，毒气不散，故发斑疮。……至夏遇热，温毒始发于肌肤，斑烂隐疹如锦纹也。”说明本病病因病机为外感六淫，加之夏日阳热毒邪外袭，温毒蕴结发斑而成。本病的发病，尚有先天禀赋不足，或七情受伤之内因。先天不足，七情所伤，导致气血失衡，气滞血瘀，经络阻滞不畅，不能耐受阳光之毒，发于肌肤，伤及脏腑，故而为病。

梁申教授对于系统性红斑狼疮的诊治有独到的见解。他认为系统性红斑狼疮的病因病机与心经热盛的关系最为密切。“诸痛痒疮，皆属于心”，心主血脉，血在脉中循行，周流全身，无处不到。若心经热盛，热邪充斥，则入营动血，内伤脏腑，外及经络肌肤，则诸证发生。故梁申教授治疗该病，多以清热解毒、凉血散瘀为治疗之大法，常以犀角地黄汤（现改名为解毒地黄汤）化裁治疗，确有实效。

典型病案

案例1：赵某，女，34岁，1991年1月17日初诊。患者患系统性红斑狼疮近2年。患者于1989年3月下旬因发热，全身关节疼痛，面部皮肤潮红而到广西医学院附院诊治，经各种化验检查，西医诊断：系统性红斑狼疮，1989年4月8日收入该院治疗。住院期间，曾用激素（每天最大量60mg）、苯丙酸诺龙、抗生素、能量合剂以及对症和支持疗法，症状缓解，于1989年8月11日出院。出院后继服激素（每日9粒）和山海棠等药物，症状无明显改善，遂到我科求诊治疗。刻诊：手掌肿胀，皮色紫暗，关节疼痛，面部皮肤瘀红，心悸，月经量少，色暗有血块，腰胀痛，口唇干裂，舌边尖红，舌苔薄黄而干，二便正常，脉细数。中医辨证：证属热毒内盛，蕴伏营血。治宜：清热解毒，凉血化瘀。处方：水牛角30g、生地黄12g、赤芍10g、牡丹皮10g、紫草10g、野菊花10g、红花5g、桃仁6g。水煎服，每日1剂。15剂药后，关节痛减，手掌胀痛减轻，余症好转。建议同时服用激素，每日2粒。30剂药后，症情稳定，激素又减1粒，内服中药同前；再进23剂，时有腰膝酸累，余无不适。建议停服激素，原方又服7剂。药停，自感神疲体倦，关节酸软，舌红、苔黄干，此久病伤阴所致。原方加玄参、石斛、沙参、麦冬、知母，水煎服，每日 1 剂。7 剂药后，精神大振，关节酸胀减轻，余无特殊。后常服上方，病情稳定。

案例 2：李某，女，20 岁，1993 年 7 月 29 日初诊。患者患红斑狼疮 9 个月。1992 年 11 月患者持续高烧，全身各关节红肿疼痛，活动不利，面部出现数片鲜红色斑。曾在上海某医学院附属医院检查，红斑狼疮细胞（+），其他各项相关生化检查均不正常，诊断为系统性红斑狼疮。经中西药治疗（具体药物不详）8 个多月，全身关节肿痛消失，各项相关生化检查趋于正常，但红斑狼疮细胞仍然（+），遂到我科求诊治疗。刻诊：面部皮肤稍红，全身关节无红肿疼痛，纳可，二便正常，舌红，苔薄黄，脉弦细数。现每日均服从上海带回的中西药，其中激素每日服 5～6 片。中医辨证：证属热毒内盛，蕴伏营血。治宜：清热解毒、凉血化瘀。处方：水牛角 30g、生地黄 12g、赤芍 10g、牡丹皮 10g、紫草 10g、野菊花 10g、红花 5g、桃仁 6g。水煎服，每日 1 剂。服药 21 剂后，于 1993 年 8 月 21 日到自治区某医学院附院检查，红斑狼疮细胞（一），各项生化检查指标基本正常，患者无任何不适。患者自到我科诊治后，已停服上海带来的中药，只保留激素，而在激素的用量方面，嘱其每服完 7 日中药，激素每日减少 1 片，到 8 月 21 日激素每日已减至 3 片。后常服上方以巩固疗效。

按：上方是梁申教授治红斑狼疮之经验效方、秘方。全方组成：水牛角 30g、生地黄 12g、赤芍 10g、牡丹皮 10g、紫草 10g、野菊花 10g、红花 5g、桃仁 6g。上方是由古方的犀角地黄汤（现改名为解毒地黄汤）加减化裁而成，其中犀角地黄汤具有清热解毒、凉血散瘀的功效。现改用水牛角代替犀角，凉血清心而解热毒，使火平热降，毒解血宁。配以甘苦寒凉之生地黄，一是以水牛角清热凉血，又能止血；二是以生地黄滋阴生津，以复已失之阴血。佐以辛散苦泄之赤芍、牡丹皮，清热凉血、活血散瘀，可收化斑之功。加用野菊花清热解毒，红花、桃仁、紫草加强赤芍、牡丹皮活血化瘀，凉血散瘀之功效，诸药相配，共成清热解毒、凉血散瘀之功效。

梁申教授的学术继承人卢恩培副教授在跟师实践时，随导师用此方治疗数例系统性红斑狼疮患者，确有良效。梁申教授仙逝后，卢恩培副教授继承导师的临床经验，曾用此方治疗多例确诊为系统性红斑狼疮的患者，也获得较好的治疗效果。

8. 干燥综合征

干燥综合征是以外分泌腺高度淋巴细胞浸润为特征的自身免疫性疾病，好发于女性。该病主要累及泪腺、涎腺等外分泌腺体，临床主要表现为口腔干燥、唾液量少、进食时需水伴下；眼部干燥、少泪或无泪；涎腺肿大；尚可合并鼻、咽、呼吸道、食管、阴道黏膜以及皮肤等干燥，同时可累及肾、肺、甲状腺和肝等多个器官系统，严重影响患者的劳动能力和生活质量。干燥综合征由于多脏器损害，病情复杂而严重。西医尚无特效的治疗方法，目前仅以缓解干燥症状和防治多系统损害为主。

中医学中尚无与干燥综合征相对应的病名，仅认识到口干症。大多数医家根据该病“燥象丛生”的临床表现，将其归入“燥证”的范畴。也有人将其命名为“燥痹”“燥毒证”。

早在《黄帝内经》一书中，即有“燥胜则干”的记载。金代刘完素在《素问·玄机原病式》中提出了“诸涩枯涸，干劲皴揭，均属干燥”的见解。明代王肯堂《证治准绳·杂病》说：“阴中伏火，日渐煎熬，血液衰耗，使燥热转为诸病，在外则皮肤皴裂，在上则咽鼻生干，在中则水液虚少而烦渴，在下则肠胃枯涸，津不润而便难，在手足则萎弱无力。”血瘀也是干燥综合征发病的一个重要因素。清代唐容川《血证论》谓：“有瘀血，则气为血阻，不得上升，水津因不得随气上升。”

梁申教授认为，干燥综合征虽然是多因素致病，且症状复杂，多脏器受累，但究其发病的最终归因仍是燥毒为害。燥邪有内外之别，干燥综合征的发病尤偏内燥，往往是基于阴血亏虚，燥邪渐生。故虚、瘀、燥毒相互交结是本病的病理关键。梁申教授总结了一套治之有效的经方、验方，针对阴虚血瘀或血虚风燥所致的干燥综合征，分别采用养阴润燥、活血祛瘀和养血祛风、滋阴润肤的治疗方法，自拟“干燥综合征方”，均收到很好的治疗效果。

典型病案

案例1：赵某，女，40岁，1990年4月24日初诊。患者诉于2年前出现口干咽燥，眼干涩，少泪，多处皮肤出现不规则瘀斑，形体渐渐消瘦，毛发开始干枯，伴有四肢关节疼痛，屈伸不利，曾到多处求治。西医诊断为干燥综合征。经治疗症状无明显改善。亦曾予中医治疗，疗效欠佳，遂到我科求诊治疗。刻诊：皮肤干燥可见散在性皮下瘀斑。形体消瘦，毛发干枯，四肢关节屈伸不利，纳呆，寐欠安，大便秘结，3～5日1次，舌质红，光剥苔，脉沉细，寸脉涩。中医辨证：证属阴虚血瘀。治宜：养阴润燥、活血祛瘀。处方："干燥综合征方"加减。药用生地黄15g、玄参15g、四叶参30g、盘龙参100g、铁包金100g、三七10g、当归12g、赤芍15g、北芪30g、桂枝10g、牛膝15g、马缨丹15g、三丫苦15g、倒地钻15g、炙甘草6g。每日1剂，水煎2次，混合分4次服，共10剂。二诊：患者诉口干咽燥稍好转，余无明显改善。考虑到患者仍便秘，守上方加火麻仁20g、肉苁蓉20g以润燥滑肠而通便；患者寐欠安，加朱茯神30g。用10剂，服法同前。三诊：患者诉口干咽燥较前好转，大便已通，每日1次，仍纳呆，时口苦，出现地图舌。守上方去马缨丹、三丫苦，改铁包金30g，考虑到患者服用大量养阴药，养阴药重必生滞腻，易伤胃气，故加炒山楂15g、焦神曲15g、炒麦芽15g以消食开胃，加苍术12g、厚朴10g以健脾理气，助消食之功。患者出现地图舌，为阴虚之象，酌加石斛10g以滋养胃阴、生津止渴。用20剂，服法同前。四诊：上症明显好转。守方加减治疗半年，上述症状治愈，体重较前增加7.5kg，随访1年未复发。

案例2：患者，男，38岁，1990年6月3日初诊。患者于年前因甲亢而住院治疗后，出现皮肤变薄，皮肤松弛，表面干燥，呈老人貌，全身多发老年性雀斑，并伴有肝内多发血管瘤，西医诊断为干燥综合征。经治疗疗效不显，因经济原因出院，寻求中医治疗，慕名来我科求诊。刻诊：面色苍白，毛发干枯，全身皮肤变薄，松弛干燥尤以面部为甚，呈老人貌，皮肤表面伴有脱屑，且有老年斑，大便干结，舌质干燥，苔面少津，脉沉细。中医辨证：证属肝肾阴虚，气滞血瘀。治宜：滋补肝肾，活血祛瘀。处方：自拟"干燥综合征方”加减。药方组成：盘龙参 30g、四叶参 30g、铁包金 20g、生地黄 15g、山药 15g、山萸肉 15g、茯苓 15g、牡丹皮 10g、三棱 10g、莪术 10g、火麻仁 20g、肉苁蓉 20g、杏仁 10g、水牛角（先煎）20g。每日 1 剂，水煎 2 次，混合分 4 次服，共 10 剂。二诊：上症无明显改善。守方加重药量，每日 1 剂，共 30 剂，每服 5 天，停药 2 天。三诊：症状较前改善。守首诊药量加炒鸡内金 15g、威灵仙 15g、王不留行 15g、当归 10g、北芪 30g、石斛 15g。用 30 剂，每服 5 天，停 2 天，上症好转。上药制成丸剂，遵循效不更方的原则，基本方大多未变，服用一年半，经 B 超显示肝血管瘤消失，皮肤恢复正常，无不适，随访 1 年未见复发。

案例 3：梁某，女，26 岁，1990 年 11 月 12 日初诊。患者因年幼时即皮肤干燥，触之棘手，形似鱼鳞、蟾皮，伴有瘙痒，秋冬加重，春夏稍好，曾住院治疗，西医诊断为干燥综合征。疗效欠佳，近日上症加重，寻求中医治疗，遂来我科求诊。刻诊：皮肤粗糙，状如蛇皮，鳞屑与皮肤粘连，呈灰白色片状，四周向上翘起，时有痒，抓时起鳞状脱落。四肢关节无畸形，口干咽燥，大便干结，夜尿多，月经不调，先后不定期，或经期延长，色黑，舌质淡少津，苔薄白，脉弦细。中医辨证：证属血虚风燥。治宜：养血祛风，滋阴润肤。处方：“干燥综合征方”加减。组成：生地黄 15g、熟地黄 15g、天冬 12g、麦冬 12g、水牛角 30g、四叶参 50g、盘龙参 30g、全蝎 3g、当归 10g、丹参 12g、铁包金 20g、太子参 30g、防风 10g、石斛 10g、盐制大黄 30g。每日 1 剂，水煎 2 次，混合分 4 次服，共 10 剂。二诊：咽干好转，大便仍结，夜尿仍多，服上药后纳食较前更差，并出现失眠多梦。药已对症，症状好转，但胃气受伤，守上方加焦三仙（焦山楂20g、焦神曲20g、炒麦芽20g）以和胃消食（治疗该病，梁申教授言明首诊不能入健脾燥湿之品，以防胃阴更伤），加酸枣仁20g、柏子仁15g以养心安神，加火麻仁20g、莱菔子20g以行气润肠通腑。煎服法同前。三诊：症状好转，仍失眠多梦。守方去盐大黄，考虑到患者阴得复，但心气仍无所归，心肾上下不相互通，而出现心烦失眠多梦，故加生龙骨30g、生牡蛎30g以重镇安神，加百合10g、淡竹叶15g以清心除烦安神。30剂。四诊：上述症状好转。因该病久病致虚，虽一时症状好转，多脏器功能仍虚，故守方加减，使用丸剂治疗6月余，使经年沉疴久治而愈，随访半年未见复发。

按：案例1中患者阴伤，复又不得恢复调养，使病久治不愈，日渐加重，久病心情郁滞，气机不畅，郁久化热成火。热灼津更伤，则阴不上承，无以滋养口舌，故口干咽燥、眼涩。热灼血伤，脉府不安，溢于脉外，故皮下瘀斑。津血同源，阴虚无以生血，血不养体，故人体消瘦。肝肾同源，肾阴不足，则毛发干枯无华。故该案例中医辨证为阴虚血瘀型。案例2患者先因甲亢亦即中医之瘿病而住院，因肾藏精，肝藏血，肝肾乙癸同源，精血相互化生，该患者甲亢手术后大伤元气，以致肝肾亏虚，精血不足，表证虽然好转，但阴虚之本未愈而加重，故出现肌肤失于营养而致萎缩。该病证的主要辨证要点在于未老先衰之老人貌。正如《类经·痿证》："肺痿者，皮毛痿也，益热乘肺金，在内则为叶焦，在外则皮毛虚弱而为急薄。"说明热极阴伤则百病由生。肝肾阴亏虚，气滞而血瘀，故出现肝血管瘤。该病例中医辨证当属肝肾阴虚血瘀型。案例3中患者以全身肌肤甲错，四肢及全身皮肤干燥为主要症状要点，该案例中医辨证当属血虚风燥。血虚风燥之肌肤甲错，大多幼年即发。该患者幼年时已出现，但症状不严重，但至青年复因月经不调，则加重阴受损，则阴虚更甚，后天失养致使肌肤不得滋养而成肌肤甲错。它的特征性皮损为皮肤如鱼鳞或蛇皮，且干燥粗糙，大多从四肢开始，继而向躯干部发展。

梁申教授针对阴虚血瘀或血虚风燥所致的干燥综合征，分别采用养阴润燥、活血祛瘀和养血祛风、滋阴润肤的治疗方法，采用自拟“干燥综合征方”加减。方中主药为四叶参、盘龙参、铁包金，这三味药都是广西当地主产的中草药。四叶参为桔梗科党参属植物四叶参的根。《广西中药志》记载：“味甘，性平，无毒。”《常用中草药手册》记载：“滋补强壮，祛痰润肺，排脓解毒。”盘龙参为兰科绶草属植物绶草的根或全草。《常用中草药手册》载其：“甘淡，平。”《贵州民间方药集》谓其：“补病后虚弱。”铁包金为鼠李科植物铁包金及光枝勾儿茶的茎藤或根，味苦、微涩，性平。《岭南草药志》云其：“能化瘀，除咯血，并除湿毒，定痛。”该方以广西主产特产药盘龙参、四叶参补血养阴，铁包金活血而不留瘀，又能祛风散邪；再配伍养阴润燥、活血通脉、益气行滞之品，并随证化裁，坚持治疗，而能获效。

对于案例 1 患者，在自拟“干燥综合征方”的基础上配以增液汤中的生地黄、玄参养阴生津，当归补血汤（黄芪、当归）益气补血，以辅主药增强药效。对于案例 2 患者，在自拟“干燥综合征方”的基础上配六味地黄丸滋阴补肾，针对肝血管瘤，加用三棱、莪术破血消癥。对于案例 3 患者，在自拟“干燥综合征方”的基础上配二冬二地汤加减增强养阴润燥之效。诸药合用，则药到病除，诸症消失。

9. 蛇尿入眼

蛇尿入眼实属临床罕见的病例，尚未见类似报道，故特将梁申教授治此特殊病例报道如下。

典型病案

案例：患者，男，南宁邕宁县（现邕宁区）五塘公社人，1974 年 9 月初诊。自诉 2 天前因捕捉眼镜蛇不慎被蛇尿射人右眼，当即感觉疼痛异常，眼睑肿胀，不能张眼。2 天来，经用生理盐水及清水冲洗，肿痛未减。梁申教授接诊时，症如上述。治宜：清热解毒。处方：鲜黄花九里明 200g，鲜地胆头 200g。上药加水 750mL，煎成药液 500mL，取半碗内服，其余温洗患眼，日洗 3 次。用药 2 天，肿痛消失而愈。

按：此患者为外来性因素引起眼肿、眼痛，西医诊断多考虑眼内感染。梁申教授根据病情症状，认为蛇尿属热毒之邪，热毒之邪引起眼睑肿痛，“有是症便用是药”，故采用清热解毒大法治蛇尿入眼。方中所用两味药物均为广西民间常用的清热解毒中草药。黄花九里明又名千里光，为菊科植物千里光的全草。《生草药性备要》谓其：“味涩苦，性平，微寒，无毒。”《本草拾遗》曰其：“主疫气，结黄，疟瘴，蛊毒，煮服之吐下。亦捣敷疮、虫蛇犬等咬伤处。”地胆头又名草鞋根，为菊科植物地胆草的全草。《南宁市药物志》载其：“苦，寒，无毒。”“叶：敷热毒疮，乳痈，跌打。”两药合用，药证相符，故颇有见效。

第四章　临床验方

一、梁申教授以广西主产中草药为主的自拟单方验方

1. 烫伤

野芋头适量，捣烂，外敷伤处。

2. 感冒发热

秽草 250g，水煎，洗身；另取秽草根 100g，水煎服，亦可治疗风热、屙呕、腹痛。

3. 鼻出血

白茅根 50g，鬼灯笼根 25g，荷叶 25g，百草霜（锅底墨）15g，水煎服。

4. 吐血、咯血、尿血

白茅根 100g，车前草 50g，黑墨草 100g，鬼灯笼根 50g，水煎服。

5. 水肿

黄皮树寄生茶 200g，水煎，冲酒少许服。

6. 湿滞腹泻

大蒜头 50g，煨熟去皮吃。

7. 腹泻及消化不良

番桃嫩叶 25g，同少许白米炒至微黄，加水 1 碗，煎成半碗服用。

8. 崩漏

成熟稔子 500g，焙干蒸晒，每日 2～3 次，每次 25g，水煎服，连服数日。

9. 夹色危重

生稔子根（切碎）250g，用水 2 碗，煎成 1 碗，分 2 次服。

10. 风热眼痛

路边菊 100g，九里明 50g，狗肝菜 50g，水煎，先熏，后洗患眼。

11. 心胃气痛、腹泻、食滞腹胀、外感山岚瘴气、呕吐、头晕、体倦

樟树假果适量，用盐渍 5 天，晒干，每日 2 次，每次服 5 粒。小儿酌减。

12. 湿热小便不通

磨盘草根 100g，水煎，加盐少许服用。

13. 大便下血，日久不愈

生红蓖麻叶 4 张，红米 50g，炒黄，水煎服。

14. 湿温病

生黑面叶全株 100g，水煎，每日分 2 次服，连服数日。

15. 产后瘀滞腹痛

生益母草 10g，捣烂，水煎，冲酒少许服。

16. 湿热腹泻（腹痛，舌苔微黄，舌边微红）

古羊藤根10g，水适量，煎成1杯，1次服完。

17. 毒虫伤及无名肿毒

无患子果肉适量，捣烂，水调后外搽患处。

18. 异物入肉不出

土半夏适量，巴豆仁少许，共捣烂，敷患处。

19. 乳痈

了哥王100g，鸡蛋5个，同煲熟，鸡蛋去壳，刺10多个孔，再放入药水煲蛋至黑为度，每天1个，服完即见效。

20. 痧气胀热身痛

了哥王枝叶250g，水煎洗。

21. 疮疡肿痛

了哥王适量，捶烂，外敷患处。

22. 咽喉肿痛

毛冬青、岗梅根适量，水煎服。

23. 肺热咳嗽

鱼腥草、七叶一枝花适量，水煎服。

24. 疮痈肿毒、哮喘、扁桃体炎

金耳环适量，水煎服。

25. 胃痛

桃树寄生适量，水煎服。

26. 腰肌劳损、骨质增生

横经席、红接骨适量，水煎服。

27. 疮痈肿毒、无名肿毒、外伤感染

犁头半夏适量，水煎服。

28. 皮炎、麻疹

狗仔花、毛算盘适量，水煎洗。

29. 热痱

土甘草适量，水煎洗。

30. 湿热带下

白饭树适量，水煎洗下处。

31. 中耳炎

老虎耳适量捣烂，水调后外搽患处。

32. 类风湿性关节炎

白龙船适量，水煎洗。

33. 泌尿系统感染、水肿

露兜簕适量，水煎服。

34. 前列腺炎、前列腺肥大

楤木根适量，水煎服。

35. 乳痈

野苦麦菜、九里香适量，捣烂，水调后外搽患处。

36. 脑损伤后遗症

铁包金适量，水煎服。

37. 婴儿吐乳

紫苏叶 2 片，泡开水灌服。

38. 蛇尿入眼

鲜黄花九里明（菊科，又名千里光）200g，鲜地胆头（菊科，又名草鞋根）200g。上药加水750mL，煎成药液500mL，取半碗内服，其余温洗患眼，日洗3次。

二、梁申教授以广西主产中草药为主的自制验方药散

1. 胃炎粉

组成：救必应、古羊藤等广西主产中草药组方。

功效：清热祛湿。

主治：急性胃炎、慢性胃炎（包括浅表性胃炎、萎缩性胃炎等）。

用法：每次2g，每日2次，温开水送服，10天为1个疗程。

2. 肠炎粉

组成：救必应、古羊藤、葛根等广西主产中草药组方。

功效：清热祛湿，止泻痢。

主治：急性肠炎、急性痢疾等。

用法：每次1g，每日2次，温开水送服，3天为1个疗程。

3. 溃疡散

组成：广西主产中草药组方。（具体药方暂不详）

功效：清热祛湿。

主治：胃、十二指肠球部溃疡。

用法：每次2g，每日2次，温开水冲服，6天为1个疗

程。

4. 疖疮散

组成：广西主产中草药组方。(具体药方暂不详)

功效：清热解毒。

主治：疮痈肿毒。

用法：外用适量。冷开水或茶油调成糊状外涂。每日换药 1～2 次。

5. 疔疮散

组成：广西主产中草药组方。(具体药方暂不详)

功效：清热解毒。

主治：无名肿毒。

用法：外用适量。冷开水或茶油调成糊状外涂。每日换药 1～2 次。

6. 血疮散

组成：广西主产中草药组方。(具体药方暂不详)

功效：清热消肿，凉血解毒。

主治：血疮。

用法：外用适量。冷开水或茶油调成糊状外涂。每日换药 1～2 次。

7. 湿疹散

组成：广西主产中草药组方。(具体药方暂不详)

功效：清热祛湿，凉血解毒。

主治：皮肤湿疹。皮肤变厚粗糙，干燥瘙痒。

用法：外用适量。无皮肤湿疹糜烂出水者，冷开水或茶油调成糊状外涂；如皮肤湿疹糜烂出水者，可取药散直接撒患处。每日换药1～2次，保持疮面清洁，疮面需用灭菌纱布覆盖，换药时宜用湿棉棒轻轻擦去原上旧药。

禁忌：禁烟酒、辛辣及肥腻刺激性食物。用药期间忌用水洗患处，以免皮损出现渗液，疮面扩散。“湿疹散”系外用药，切忌口服，头面部用药应防止药液流入眼内。

8. 拔毒散

组成：广西主产中草药组方。

功效：清热祛湿，凉血解毒。

主治：丹毒。

用法：外用适量。冷开水或茶油调成糊状外涂。每日换药1～2次。

9. 哮喘丸

组成：广西主产中草药组方。

功效：清热化痰，止咳平喘。

主治：小儿支气管哮喘（痰热型）。

用法：每服1g，日服2次，温开水送服。3天为1个疗程。

10. 口腔溃疡方

组成：黄柏、肉桂。

功效：清热解毒，引火下行。

主治：口腔溃疡。

用法：可取药散直接撒于口腔溃疡处，每日外撒药散1～2次；或水煎后含漱。

11. 丑黄散

组成：广西主产中草药组方。

功效：清热解毒。

主治：痈疮肿毒。

用法：外用适量。冷开水或茶油调成糊状外涂。每日换药1～2次。

12. 代胰素

组成：广西主产中草药组方。

功效：生津止渴，降血糖。

主治：糖尿病。

用法：每服2g，水煎冲服。1日1剂，分2次服。

三、梁申教授治疗内外妇儿科疾病的验方

1. 腹泻方

组成：贯众30g、川黄连9g、黄芩12g、金钱草30g、蚕沙15g、鬼画符30g、茜草根10g、白芍12g、甘草9g。

功效：清肠热，疗热泻。

用法：上药共研末，每次服15g，用温开水冲服。

主治：腹泻频作，腹有微痛，舌微黄，泻下黄色或如蛋花样稀便。

疗效：本方曾治数十人，均有效。

2. 遗精方

组成：鸡内金120g（炒焦黑）、山药30g、潞党参30g。

功效：补肾固精止遗。

主治：无梦遗精，久而不止，形体瘦弱。

用法：上药共研细末，每次服6～9g，加白糖一匙用开水

冲服，日服2次。

疗效：用本方所治病例，皆有良效。

禁忌：忌食生冷辛辣和有刺激的食物。

3. 闭经方

组成：桂枝9g、茯苓9g、牡丹皮9g、桃仁12g、王不留行12g、白芍9g、川芎12g。

功效：祛瘀生新，通经消癥。

主治：月经不调，脚冷，腹痛，腰胀，四肢倦怠，子宫位置时有拘急状，脉沉细，舌苔淡白。

用法：用水3碗煎取1碗，加酒1两冲服。

疗效：用本方所治病例，皆有良效。

4. 糖尿病方

组成：红参5g、黄芪15g、“代胰素”2g。

功效：益气生津。

主治：糖尿病。倦怠乏力，口干欲饮，消谷善饥，尿多，消瘦，舌质红，脉细数。

用法：水煎冲服自拟“代胰素”2g，每日1剂，分2次服。

疗效：用本方所治病例，皆有良效。

5. 脑损伤后遗症方

组成：当归10g、红花5g、川芎15g、大黄10g、全蝎5g、钩藤15g。

功效：活血化瘀，通络止痛。

主治：脑损伤后遗症。头痛、头晕、失眠多梦、耳聋和肢体功能障碍等。

用法：水煎，每日 1 剂，分 2 次服。

疗效：用本方所治病例，皆有良效。

6. 治癌方

组成：救必应、古羊藤、翠云草、刺蒺藜、山慈菇、半边莲。

功效：清热化痰，解毒散结，活血化瘀。

主治：各类癌症。

用法：每日 1 剂，水煎，分 2 次服。整个疗程往往需要 3～5年甚至更长时间。

疗效：本方治疗数个病例，可达到带瘤生存的目的。

7. 消坚方

组成：麦冬 15～30g、白芷 5～10g、七叶一枝花 10g、金耳环 3～5g、青皮 3～6g。若火毒内盛者，加野菊花；痰盛者加浙贝母、夏枯草。

功效：清火化痰，散结消肿。

主治：瘰疬、瘿瘤及其他肿块类病症。肿块质坚，胀痛，有压痛，舌红，舌苔淡黄而腻，脉弦细略数。

用法：每日 1 剂，水煎，分 2 次服。

疗效：用本方所治病例，皆有良效。

8. 银屑病方

组成：生地黄 15g、玄参 15g、金银花 10g、野菊花 30g、紫草 10g、红花 5g、赤芍 10g、牡丹皮 10g。

功效：清热解毒，凉血化瘀。

主治：银屑病。红斑遍及全身皮肤，且突出皮肤表面，色赤红，瘙痒不止，遇热则更甚，大便时干时烂，舌红，舌苔黄而腻，脉弦滑数。

用法：每日 1 剂，水煎，分 2 次服。

疗效：本方治疗 3 例病例，效果明显。

9. 红斑狼疮方

组成：水牛角 30g、生地黄 12g、赤芍 10g、牡丹皮 10g、紫草 10g、野菊花 10g、红花 5g、桃仁 6g。

功效：清热解毒，凉血化瘀。

主治：系统性红斑狼疮。

用法：每日 1 剂，水煎，分 2 次服。

疗效：用本方所治病例，皆有良效。

10. 干燥综合征方

组成：四叶参 30～50g、盘龙参 30～100g、铁包金 20～100g。

功效：养血滋阴润燥，活血祛瘀。

主治：干燥综合征（阴虚血瘀型或血虚风燥型）。

用法：每日 1 剂，水煎 2 次，混合，分 4 次服。

疗效：用本方所治病例，皆有良效。

11. 复方香鱼合剂

组成：细叶香茶菜（又名三姐妹）20g、鱼腥草 16g。也可将复方香鱼合剂制成复方香鱼片，具体制作方法：将上药共研细末过筛，把粗末充分煎煮滤液浓缩，并与细末混合压片。每片 0.3g（含生药量 2.49g）。

功效：辛凉解表，清热解毒。

主治：外感发热。

用法：每日 1 剂，水煎，分 3 次服。

复方香鱼片用法：成人每日服3次，每次3～4片；7～17岁，每日服3次，每次2～3片；6岁以下，每日服3次，每次1～2片。小儿可将药片溶化后服用。若病情急重，体温高者，可间隔1～2小时给药1次，直至体温正常。

疗效：用本方所治病例，皆有良效。

12. 三姐妹汤

组成：三姐妹15g、山芝麻10g、枳壳5g。

功效：清热解毒，行气化湿。

主治：普通感冒、流行性感冒、慢性病毒性乙型肝炎属于湿热证型者。

用法：用清水600mL浸药15分钟后煎成200mL药液，倾出用杯装好，药渣再加清水500mL煎取150mL药液，去渣后将2次煎取的药液混合，再煎煮浓缩成200mL。每日1剂，分3次服。

疗效：用本方所治病例，皆有良效。

13. 支气管炎方

组成：桑白皮10g、芦根10g、山栀子6g、浙贝母10g、杏仁5g、菊花10g、甘草5g、七叶一枝花6g、鱼腥草30g。

功效：清肺止咳，化痰平喘。

主治：慢性支气管炎。

用法：每日1剂，水煎，分2次服。

疗效：本方治疗数病例，效果显著。

14. 肾盂肾炎方

组成：八正散加露兜簕50g、楤木根15g。

功效：清热祛湿。

主治：急性肾盂肾炎。

用法：每日 1 剂，水煎，分 2 次服。

疗效：用本方所治病例，皆有良效。

15. 偏头痛方

组成：菊花 10g、钩藤 15g、白芍 10g、川芎 5g、全蝎 3g、蜈蚣 1 条、青皮 6g。外用“哭来笑去散”左侧鼻吸。

功效：平肝疏肝、祛风通络止痛。

主治：偏头痛。

用法：每日 1 剂，水煎，分 2 次服。

疗效：用本方所治病例，皆有良效。

16. 尿闭方

组成：露兜簕 50g、楤木根 15g、大黄 10g、枳壳 10g、白茅根 15g、车前子 10g、茵陈 15g。

功效：清化湿热，通利水道。

主治：前列腺炎、前列腺肥大，以及急性泌尿系统感染所致的尿闭。

用法：每日 1 剂，水煎，分 2 次服。

疗效：用本方所治病例，皆有良效。

17. 泌尿系统结石方

组成：露兜簕 30g、楤木根 15g、大黄 10g（后下）。

功效：清热利湿，排石通淋。

主治：泌尿系统结石。

用法：每日 1 剂，水煎，分 2 次服。

疗效：用本方所治病例，皆有良效。

18. 乳腺炎方

组成：蒲公英 15g、野菊花 15g、浙贝母 10g、青皮 6g、炒穿山甲 5g。

功效：清热解毒，消肿散结。

主治：急性乳腺炎。

用法：每日 1 剂，水煎，分 2 次服。

疗效：用本方所治病例，皆有良效。

19. 胆囊炎方

组成：法半夏 10g、橘皮 10g、枳实 10g、竹茹 10g、茯苓 12g、山栀子 5g、郁金 6g、甘草 5g。

功效：清热化痰。

主治：慢性胆囊炎。

用法：每日 1 剂，水煎，分 2 次服。

疗效：用本方所治病例，皆有良效。

20. 坐骨神经痛方

组成：生地黄 9g、地榆 9g、苦参 9g、独活 9g、牛膝 9g。

功效：祛湿止痛，凉血化瘀。

主治：原发性坐骨神经痛。

用法：每日 1 剂，水煎，分 3 次服。

疗效：用本方所治病例，皆有良效。

21. 月经不调Ⅰ号方

组成：生地黄 12g、熟地黄 10g、牡丹皮 6g、赤芍 10g、炒山栀子 6g、麦冬 10g、青蒿 15g、甘草 6g。

功效：养阴清热，凉血止血。

主治：月经先期或月经过多（阴虚血热型）。

用法：每日 1 剂，水煎，分 2 次服。

疗效：用本方所治病例，皆有良效。

22. 月经不调Ⅱ号方

组成：桂枝 9g、茯苓 9g、牡丹皮 9g、桃仁 12g、王不留行 12g、白芍 9g、川芎 12g。

功效：祛瘀血，通经水。

主治：月经后期或月经过少（肾虚血瘀型）。

用法：每日 1 剂，水煎，分 2 次服。

疗效：用本方所治病例，皆有良效。

23. 带下方

组成：茵陈 15g、黄柏 15g、苦参 10g、野菊花 10g、白芷 6g。

功效：清热解毒，除湿止带。

主治：带下病（湿热下注型）。

用法：每日 1 剂，水煎，分 2 次服。

疗效：用本方所治病例，皆有良效。

24. 益气化瘀方

组成：当归 10g、川芎 6g、桃仁 10g、炮姜 5g、炙甘草 6g、红参 5g。

功效：益气活血，化瘀止血。

主治：产后恶露不绝（气虚血瘀型）。

用法：每日 1 剂，水煎，分 2 次服。

疗效：用本方所治病例，皆有良效。

25. 滑胎方

组成：龙胆草 6g，黄芩 9g、山栀子 6g、泽泻 6g、车前子

6g、木通 5g、当归 5g、柴胡 3g、甘草 3g、生地黄 9g。

功效：泻火安胎。

主治：习惯性流产（肝胆火旺型）。

用法：每日 1 剂，水煎，分 2 次服。

疗效：用本方所治病例，皆有良效。

26. 小儿支气管炎方

组成：桑叶 6g、菊花 6g、桔梗 3g、杏仁 3g、连翘 5g、芦根 6g、甘草 3g、枳壳 3g、鱼腥草 10g、七叶一枝花 6g。

功效：疏风清热，宣肺止咳。

主治：小儿急性支气管炎（风热犯肺型）。

用法：每日 1 剂，水煎，分 2 次服。

疗效：用本方所治病例，皆有良效。

27. 腮腺炎方

组成：外用方，三姐妹 50g。内服方，三姐妹 20g、山芝麻 15g、野菊花 10g、甘草 6g。

功效：清热解毒。

主治：小儿流行性腮腺炎。

用法：外用，浓煎 50mL，外搽患部，日搽 4 次。内服，每日 1 剂，分 2 次服。

疗效：用本方所治病例，皆有良效。

28. 热型遗尿方

组成：菊花 10g、川楝子 10g、石决明 20g（先煎）、山栀子 5g、白芍 10g，麦冬 10g、甘草 5g。

功效：清热平肝，止遗尿。

主治：小儿遗尿。

用法：每日1剂，水煎，分2次服。

疗效：用本方所治病例，皆有良效。

29. 治疝气方

组成：黄芪15g、升麻10g、鲜瘦猪肉30g。

功效：补中益气。

主治：小儿疝气。

用法：先将前2味药煎成200mL药液，再用上述药液煮瘦猪肉，以肉熟为度。每日1剂，分3次服，食肉饮汤。

疗效：用本方所治病例，皆有良效。

30. 治蜂蜇伤方

组成：鲜鬼针草叶适量。

功效：解毒消肿止痛。

主治：蜜蜂、马蜂等蜂蜇伤。

用法：涂搽患处。

疗效：可消肿止痛，局部无红肿，屡用屡见效。

参考文献

［1］卢恩培. 继承老中医药专家学术经验［C］//梁申教授学术特点和学术经验. 南宁：［出版者不详］，1994.

［2］卢恩培. 梁申教授学术经验［J］. 广西中医药，1993，16（1）：20－21.

［3］卢恩培. 梁申教授运用三姐妹验案举隅［J］. 广西中医药，1994，17（2）：30－31.

［4］林才志，梁永秀，邓远玉，等. 梁申治疗干燥综合征验案举隅［J］. 辽宁中医杂志，2009，36（9）：1588－1589.

［5］林才志，邓远玉，唐健，等. 梁申教授治疗癌症之包膜理论初探［J］. 辽宁中医药大学学报，2012，14（1）：80－81.

［6］黄珍定，梁庆嫦，梁申. 复方香鱼合剂治疗外感发热660例体会［J］. 广西中医药，1984，7（6）：9－10.

［7］王勤，李淑萍，李爱媛，等. 复方三姐妹片对药物性肝损伤的保护作用［J］. 广西中医学院学报，1996，2（1）：28－30.

［8］唐业建，谭敏. 胃康胶囊治疗消化溃疡68例临床报告［J］. 云南中医中药杂志，1997，18（6）：15－17.